睡眠那些事儿

主　　编　陆　林
副 主 编　唐向东　韩　芳　时　杰　孙洪强　王　丰
编者名单（按姓名汉语拼音排序）：
　　　　艾思志　陈　洁　陈斯婧　陈文浩　邓佳慧
　　　　范滕滕　韩　芳　何　佳　李素霞　林　潇
　　　　刘梅颜　陆　林　马运东　阙建宇　赛力克·塔巴拉克
　　　　师　乐　时　杰　孙洪强　孙　伟　唐向东
　　　　王　丰　王育梅　王　忠　岳晶丽　张　斌

北京大学医学出版社

SHUIMIAN NAXIESHIER

图书在版编目（CIP）数据

睡眠那些事儿 / 陆林主编. —北京：北京大学医学出版社，2017.2（2018.10 重印）

ISBN 978-7-5659-1569-7

Ⅰ. ①睡… Ⅱ. ①陆… Ⅲ. ①睡眠–普及读物 Ⅳ. ①R338.63-49

中国版本图书馆 CIP 数据核字（2017）第 037605 号

睡眠那些事儿

主　　编：陆　林
出版发行：北京大学医学出版社
地　　址：(100191) 北京市海淀区学院路 38 号 北京大学医学部院内
电　　话：发行部 010-82802230；图书邮购 010-82802495
网　　址：http://www.pmpress.com.cn
E - mail：mail：booksale@bjmu.edu.cn
印　　刷：北京瑞达方舟印务有限公司
经　　销：新华书店
责任编辑：马联华　袁帅军　　责任校对：金彤文　　责任印制：李　啸
开　　本：880 mm×1230 mm　1/32　印张：8.25　字数：165 千字
版　　次：2017 年 2 月第 1 版　　2018 年 10 月第 3 次印刷
书　　号：ISBN 978-7-5659-1569-7
定　　价：20.00 元

版权所有，违者必究
(凡属质量问题请与本社发行部联系退换)

前　言

睡眠是人体的一种主动过程，是关系公众身心健康和生活幸福的重要因素。充足的睡眠、均衡的饮食和适当的运动是国际社会公认的三项健康标准。进入21世纪，人们的健康意识空前提高，"拥有健康才能有一切"的新理念深入人心，因此有关睡眠的问题引起了社会的广泛关注。在人的一生中，有三分之一的时间是在睡眠中度过。睡眠作为生命所必需的过程，是机体复原、整合和巩固记忆的重要环节，是健康不可缺少的组成部分。随着近年来睡眠-觉醒障碍患病率的不断升高，我国睡眠医学作为一门新兴交叉学科已取得显著进展，但相对于国外发达国家还存在一定差距。另外，我国民众对于睡眠的重要性尚缺乏足够的认识和重视，公民的睡眠健康素养亟需提高。

作为一名睡眠科医生，我一直在思考睡眠科普书应该如何写。一本优秀的科普书不仅仅在于其科学性，还在于普及性。这就要求你的科普书不仅是正确的、科学的，还需要恰如其分的趣味性与可理解性。这需要比专业书籍更高的写作技巧。本书是集体智慧的结晶，参加编写的人员均是活跃在睡眠医学临床一线的医生和研究者。在编写过程中，各位编者尽心尽力、一丝不苟，突出精品科普意识，强调科学语言的通俗化，配有大量生活中发生的案例，生动形象而有趣。编者们相信，这本科普小书将会帮助大众更加了解健康睡眠的那些事儿，从而能够更加充分地享受睡眠给身心带来的益处。

本书共分为8章，第一章从整体上介绍睡眠，帮助人们了解睡眠的基本概念；第二章详细地分析了睡眠给人体带来的多种好处；第三章描述了影响睡眠的各种不利因素；第四章主要介绍了老百姓生活中常见的几种睡眠障碍；第五章细致地分析了睡眠与其他疾病（高血压、糖尿病、肥胖等）的相互关系；第六章告诉大家一些自我调整睡眠的小技巧；第七章针对生活中常见的睡眠障碍提出相应的应对策略；第八章为大众提供一些较为可靠的睡眠质量自我评估的量表和问卷。

在本科普书的编写过程中，自始至终得到了各编写人员所在单位领导的关心、支持，在此一并表示诚挚的感谢！非常荣幸能够与本领域多位知名专家合作，共同努力完成该书的编写，感谢各位编者为此书倾注的心血与智慧。

由于编写时间有限，难免有不妥之处，诚请各位读者在阅读过程中提出宝贵意见，使之日臻完善。

陆林

北京大学第六医院院长

国家精神心理疾病临床医学研究中心主任

中国睡眠研究会睡眠与心理卫生专业委员会主任委员

2017年1月

目　录

第一章　认识睡眠 …………………………………… 1
- 一、睡眠的定义 ………………………………………… 1
- 二、睡眠的意义 ………………………………………… 5
- 三、认识睡眠的控制中枢 ……………………………… 9
- 四、睡眠与觉醒 ………………………………………… 13
- 五、年龄不同，睡眠不同 ……………………………… 15
- 六、睡眠的四季变化 …………………………………… 18
- 七、人体内调节睡眠的小闹钟 ………………………… 20
- 八、睡眠日记 …………………………………………… 23
- 九、睡眠质量的评估 …………………………………… 27

第二章　睡眠的好处 ………………………………… 32
- 一、睡出健康来 ………………………………………… 32
- 二、睡眠增强免疫力 …………………………………… 36
- 三、睡个美容觉 ………………………………………… 38
- 四、睡眠有益于学习记忆 ……………………………… 41
- 五、中青年午睡益处多 ………………………………… 43
- 六、老年人养生食补不如觉补 ………………………… 44
- 七、做梦有助于创造力 ………………………………… 46
- 八、睡眠可防癌 ………………………………………… 48

九、睡眠减肥好方法 ……………………………… 50
十、睡好心情好 …………………………………… 52

第三章　影响睡眠的不利因素 …………………… 56

一、噪声——睡眠的"克星" …………………… 56
二、吸烟有害睡眠 ………………………………… 58
三、酒精不是"安眠液" ………………………… 60
四、咖啡虽香，适量最好 ………………………… 61
五、"压力山大"睡不好 ………………………… 63
六、"过劳"其实睡不香 ………………………… 65
七、开灯睡觉是坏习惯 …………………………… 66
八、别让手机偷走你的梦 ………………………… 67
九、电视不是睡眠的好伴侣 ……………………… 68
十、睡前锻炼要适度 ……………………………… 70
十一、夜宵伤睡眠 ………………………………… 71
十二、情绪不畅难安眠 …………………………… 73
十三、不冷不热睡得香 …………………………… 75
十四、床好梦好 …………………………………… 76
十五、警惕"夺梦药丸" ………………………… 78
十六、失眠更偏爱女性 …………………………… 80
十七、睡前忌过度用脑 …………………………… 82
十八、控制睡前"卧谈会" ……………………… 84
十九、被子不要太厚 ……………………………… 85
二十、不要蒙头睡觉 ……………………………… 86
二十一、时差变化对睡眠的影响 ………………… 87
二十二、"倒班"工作伤睡眠 …………………… 89

二十三、母婴同床对睡眠的影响 ·············· 90
二十四、孩子应该睡饱觉 ·················· 92

第四章 常见的睡眠障碍 ················ 95

一、世人皆睡，唯我独醒——失眠 ············ 95
二、鼾声如雷是病，一不留神要命
　　——阻塞性睡眠呼吸暂停 ·············· 99
三、"睡神"附身，走哪睡哪——发作性睡病 ···· 110
四、罕见的"睡美人"——克莱恩-莱文综合征 ··· 115
五、睡不安宁的双腿——不宁腿综合征 ········ 116
六、肢体运动像机器——周期性肢体运动障碍 ··· 120
七、行走的睡眠人——睡行症 ··············· 121
八、深睡眠中惊坐起——睡惊症 ············· 123
九、把梦境当成现实——快速眼动睡眠行为障碍 ·· 125
十、恐怖的"鬼压床"——睡瘫症 ············ 127
十一、"夜猫子"式作息也是病——睡眠时相延迟
　　　综合征 ························ 128
十二、早睡早起也要适度——睡眠时相提前
　　　综合征 ························ 129
十三、混乱的白天黑夜——睡眠-觉醒节律紊乱 ··· 131

第五章 睡眠与相关疾病 ················ 134

一、睡眠与肥胖 ······················· 134
二、睡眠与高血压 ····················· 136
三、睡眠与心脏病 ····················· 139
四、睡眠与糖尿病 ····················· 142
五、睡眠与胃肠道疾病 ·················· 144

六、睡眠与肾病 ………………………………… 146

　　七、睡眠与骨骼健康 …………………………… 148

　　八、睡眠与免疫系统疾病 ……………………… 150

　　九、睡眠与癌症 ………………………………… 152

　　十、睡眠与死亡 ………………………………… 154

　　十一、睡眠与抑郁、焦虑 ……………………… 156

　　十二、睡眠与药物依赖 ………………………… 158

　　十三、睡眠与痴呆 ……………………………… 159

　　十四、睡眠与性功能障碍 ……………………… 162

　　十五、睡眠与孕期不良事件 …………………… 164

　　十六、睡眠与儿童青少年健康 ………………… 166

第六章　睡眠的自我调整 ……………………………… 172

　　一、温馨的睡眠环境 …………………………… 172

　　二、舒适的寝具 ………………………………… 173

　　三、规律的作息 ………………………………… 174

　　四、最佳睡姿 …………………………………… 175

　　五、睡前冥想 …………………………………… 175

　　六、睡前暗示 …………………………………… 177

　　七、科学饮食 …………………………………… 178

　　八、适度运动 …………………………………… 180

　　九、沐浴之效 …………………………………… 181

　　十、香薰之功 …………………………………… 182

　　十一、按摩精要 ………………………………… 185

　　十二、太极拳之神 ……………………………… 191

　　十三、瑜伽之精 ………………………………… 192

第七章　常见睡眠障碍的治疗对策 ······ 196
一、失眠的治疗 ······ 196
二、睡眠呼吸暂停综合征的治疗 ······ 211
三、发作性睡病的治疗 ······ 217
四、睡眠运动障碍的治疗 ······ 223
五、睡眠-觉醒节律障碍的治疗 ······ 226
六、异态睡眠及其他睡眠障碍的治疗 ······ 234

第八章　睡眠质量的自我评估 ······ 239
一、综合性睡眠质量评估量表 ······ 239
二、其他睡眠相关量表 ······ 246

第一章　认识睡眠

一、睡眠的定义

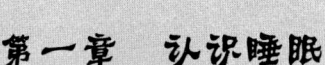

何为睡眠？

在人的一生中，有三分之一的时间是在睡眠中度过的，但是有关睡眠的定义并非人人皆知。那么，究竟什么是睡眠呢？人又为什么需要睡眠呢？接下来，就让我们一起来解开睡眠神秘的面纱。

睡眠是一种在正常生命过程中自然发生的、并与清醒状态不断交替的精神状态。当我们处于睡眠状态时，我们的意识会发生改变，感官活动会受到抑制，并且在睡眠中我们不能进行有目的的活动，与周围环境的互动交流也会随之减少。睡眠作为一种与清醒截然不同的精神状态，在我们的生活中发挥着特殊的作用，是关系我们身心健康和幸福的重要因素，也是健康的晴雨表。

关于睡眠的定义，应该理解为机体在面对外界刺激时，反应能力下降，当睡眠状态自发结束后，下降的反应能力则能够很快地得到恢复。但机体的这种反应能力的下降并不都与睡眠有关。例如，处于昏迷状态下的"植物人"对外界刺激的反应能力也会下降，但与睡眠不同的是，患者下降的反应能力并不能够很快地得到恢复，因此也就不能将"植物人"的昏迷状态称之为睡眠。

在机体的感觉系统对外界刺激反应能力下降的同时，运动系统也不会做出有目的的活动，即在睡眠过程中，我们的大脑无法支配我们的身体做出有意识、有目的的活动。虽然在睡眠期间，我们也会有翻身、四肢活动等自发性运动，或者因"快速眼动睡眠行为障碍"或"梦游"等疾病出现一些相应的活动，但这些都不属于受我们自主意识控制的、有目的的活动。

我们还应该了解的是，在睡眠时，每个动物都有其独特的睡眠姿势。人类通常是习惯躺下休息，但有些动物则是站立睡觉，例如非洲象，它们如果躺下休息，则是说明身体出现了问题。

通过之前的介绍，我们可以了解到睡眠是一种主动过程，睡眠是恢复精力所必需的休息，有专门的神经中枢管理睡眠与觉醒。睡眠时我们只是换了一个工作方式，使能量得到贮存，从而有利于精神和体力的恢复；适当的睡眠既是维护健康和体力的基础，也是我们维持正常学习工作能力的保证。

我们往往能够体验到睡眠是一种无意识的愉快状态，这通常发生于躺在床上及夜里我们允许自己休息的时候。与觉醒状态相比，睡眠状态时自觉意识消失，不能再控制自己说什么或做什么。处在睡眠状态的人肌肉放松，神经反射减弱，体温下降，心跳减慢，血压轻度下降，

新陈代谢的速度减慢,胃肠道的蠕动也明显减弱。这时候虽然睡着的人看上去是静止的、被动的,实际不然。如果在一个人睡眠时给他做脑电图,我们会发现,人在睡眠时的脑电波强度并不比觉醒时的弱。这表明虽然我们在睡眠中是处于一个安静的休息状态,但我们的大脑其实仍在进行着活动。正如一座夜间的蜂房,外表看上去蜜蜂都已归巢休息,但实际上所有的蜜蜂都在为酿造蜂蜜而通宵达旦地忙碌。

同时,我们可能会产生这样的疑问,怎样才能客观区分真正的"睡眠"和"装睡"呢?1924年德国精神科医生汉斯·贝格尔首先记录了人体的脑电波。20世纪30年代后,脑电波使我们能够真正地从生物学角度观测睡眠。现在,我们可以使用多导睡眠监测设备客观地观测睡眠过程。目前,全国多个医院的睡眠医学科可提供多导睡眠监测这一项检查,以帮助人们了解自己的睡眠情况。这个设备可以同时记录脑电图、肌电图、眼电图、心电图等多项生理指标,其中脑电图是判断睡眠状态最重要的指标。通过脑电活动我们可以发现,睡眠是由于脑功能周期性变化而引起的生理性活动低下,当给予适当刺激时,例如闹铃,便可使睡眠中的人达到完全清醒的状态。

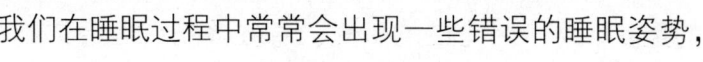

我们在睡眠过程中常常会出现一些错误的睡眠姿势,

接下来让我们来看一下哪些睡眠姿势会对身体造成危害：①趴着睡觉：趴着睡觉时，胸部被平压于床榻上，容易发生胸部憋闷的情况。趴着睡最大的弊端是对心脏构成压迫。长期采用这种睡姿，会使胸部压迫过重，对周身气血的运行造成影响，导致出现心脏不适、呼吸困难等情况。②蜷着睡觉：蜷着睡觉的姿势是导致背痛或颈痛的主要原因。③仰面朝天睡觉：保持这种姿势睡觉时，由于面部朝上，口水流入气管或舌根下坠，容易导致打呼噜或呛咳，甚至造成气滞，对肺部气血的运行产生影响，进而影响肺的功能。④枕臂而眠：枕着手臂睡觉，如果几个小时一动不动，一觉醒来，可能会觉得胳膊已经不是自己的胳膊，从肩头到手指都有麻痹的感觉。这是因为人上臂的桡神经受到压迫性伤害，造成前臂、手腕、手指麻痹。⑤全身侧卧：全身侧卧会使血流障碍加重，导致颈部血流速度减慢，十分容易在动脉内膜损伤处形成血栓。

在介绍正确的睡姿以前，我们应该先来了解两个常识性的概念：第一，人体脊柱有其特殊的生理曲度，共4个生理性弯曲，即颈椎前凸、胸椎后凸、腰椎前凸和骶椎后凸；第二，正常情况下，人体的肌肉、组织及骨骼应避免长时间处于不正确的姿态，以预防重复性压迫损伤。在这两个概念的基础上，我们引出正确的睡姿概念：理想的睡姿应维持脊柱的正常生理曲度，并保证全身的肌肉自然松弛。否则，8小时的睡眠时间加上长年累月的重复，可引起脊柱的病变、急性损伤或者身体不适等，

如落枕。

正确的睡姿应该是：右侧卧位，侧卧位是最趋于自然的睡眠方式，并且右侧卧位既不会压迫心脏，也不会影响胃肠蠕动。采用右侧卧位睡觉时，头部应该较肩部微微向后，双髋及双膝略屈，这样的姿势更能保持肌肉的自然松弛。

二、睡眠的意义

睡眠有何作用？

众所周知，充足的睡眠、均衡的饮食和适当的运动是构成健康生活的三个重要组成部分。其中，睡眠的作用尤为重要，它与我们的心理、生理功能密切相关，是维持人体健康不可或缺的关键环节。

睡眠的作用概括起来大概有以下几个方面：①消除疲劳，恢复体力；②保护大脑，提高记忆；③增强免疫力，康复机体；④促进生长发育；⑤保护人的心理健康。

睡眠是消除机体疲劳的主要形式。我们在睡眠过程中，体内的各种生理活动处于放松状态，能量消耗减少，机体的新陈代谢得到恢复和重新调整，这些均帮助我们积蓄能量，消除疲劳。良好的睡眠还能够改变脑的血流量，当人体处于卧位时，脑的血流量是站立位时的7倍，脑血流量的增多是营养脑细胞的有效保障。睡眠同时还是机体整合、巩固记忆的重要环节,在日常生活中保证良好的睡眠,能够增强记忆力,提高学习效果,对我们的工作和学习都能产生极大的帮助。"如果睡不好觉,就学不好。"这是人们由来已久的常识,有些人记忆力减退的根本原因可能是由于睡眠出了问题。我们在处理相关方面的问题时,可以尝试从解决睡眠问题入手。

睡眠在免疫系统中发挥着独特的作用,有利于维持人体的健康、抵御外来病原微生物对人体的侵害。我们会发现,在生病时,自己往往感到困倦疲乏,并且相对于平时来说需要更多的睡眠。睡眠休息能够在一定程度上缓解疾病症状,帮助我们更快地恢复健康。反之,睡眠不足会使人体的免疫力下降,导致机体抵御外界病毒的能力显著降低,增加患病的风险。因此,我们应该重视睡眠在免疫系统中发挥的作用以及对健康的价值。在日常生活中,保证良好的睡眠既是维护健康和体力的基础,也是帮助我们抵御疾病的保证。

睡眠能够促进生长发育,这就是为什么对于婴儿和发育期的青少年来说睡眠显得尤为重要。在当今社会中,随着竞争压力的增加,家长对孩子的期望值不断提高,因而有些家长往往会因为孩子未能完成学习计划而推迟孩子睡觉的时间。在这些家长眼中,孩子晚点儿睡没有关系,第二天早上晚点儿起就好了。但实际上,这种做法是错误的。因为在不同的睡眠阶段,机体能够分泌不同的激素,例如影响孩子骨骼生长和身体发育的生长激

素有 80% 在人睡眠时分泌，并且在前半夜分泌比较多，因而前半夜是睡眠的黄金期，对于处于快速生长期的孩子来说更是如此。

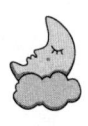

第一章 认识睡眠

　　睡眠也同样在调控情绪、保护心理健康方面发挥着重要作用。通过睡眠，大脑的情绪控制区能够获得充分的休息。因此，良好的睡眠既保证我们能有一个好情绪应对第二天的工作和学习，也能帮助我们为第二天的人际交往做好准备。而失眠不仅会使人无法解除疲劳，还会导致人情绪低落，注意力不集中，焦躁不安，学习和工作的效率都会因此而降低。长期慢性失眠会导致心理障碍和精神疾病的发生，同时还会诱导或者加重一些身体疾病，例如患有冠心病的患者因易受情绪影响而病情加重，而病情的加重影响睡眠，不良的睡眠又会波及情绪，进而形成恶性循环。

　　从以上对睡眠作用的介绍中我们可以认识到，睡眠在我们生命中是不可缺少的，就像大文豪莎士比亚曾说："睡眠是大自然的保姆。"夜间睡眠缺乏会导致一系列健康问题的出现。睡眠不足会使人体的免疫系统受损、内分泌失调、代谢紊乱，易诱发胃溃疡、感冒、肥胖、脑梗死、心脏病甚至癌症。此外，睡眠不足还会导致学习、记忆能力的明显下降，睡眠不足的人经常会有办事效率差、精力不充沛、容易忘事等不适体验。因此，我们应该重视睡眠的作用，警惕睡眠不足的危害。

专家提醒

现在很多青少年在考试和学习的压力下,往往选择通过牺牲睡眠时间来学习,但这种方法往往达不到预期的效果。这是因为睡眠参与了记忆的巩固过程,所以牺牲睡眠来学习会影响青少年对新知识的记忆,反而达不到学习的效果,还会导致青少年出现更严重的问题。很多家长往往并不重视青少年的睡眠问题。家长们应该认识到睡眠不仅是一种享受,还是一种基本的生理需求。睡眠不足的青少年会出现注意力不集中、精力不足、容易生病等多种问题。睡眠不足还会影响青少年的身体发育,影响认知能力的发展。因而家长和青少年应该认识到睡眠的重要性以及忽视睡眠造成的危害。同时,还应知道在睡眠问题上自己不是消极无为的,而是可以采取积极的策略加以改变的,需要增加对生物节律的了解,找出适合的睡眠方式。同时,要想让青少年睡眠充足,学校也应发挥重要的作用。学校方面应该适当减轻学生过重的课业负担,帮助学生提高学习效率,让学生不需要通过牺牲睡眠时间来换取更好的成绩。学校和家长还应该了解睡眠的最佳时间应在晚上 10 点之前,睡眠时间点应该规则和固定,应将变动限定在最小的范围内;最佳睡眠时长应达到 8 小时左右;睡觉前应保持环境安静、心态平和,应避免看惊险、刺激性强的电影或电视剧。

三、认识睡眠的控制中枢

何为睡眠的控制中枢？

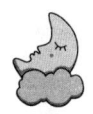

夜深人静时，人的意识被黑暗吞噬，此时我们应闭上眼睛，踏上前往睡眠世界的旅程。我们每天都重复着入睡的过程，但对这一过程却并没有过多的认识。在入睡时，大脑究竟发生了何种变化？大脑中睡眠的控制中枢又究竟是什么？

睡眠和觉醒控制中枢位于大脑深处。控制睡眠的中枢有3～4处，是维持觉醒中枢的2倍。这样一来，即使大脑某部分发生损害，仍有充足的补充中枢取代它的工作。人的大脑中存在一个结构叫做脑干网状上行激活系统，它是维持大脑皮质觉醒状态的上行纤维束，是调控睡眠的中枢之一，如果这个系统在大脑皮质的作用下产生抑制，人就进入了睡眠状态。

下丘脑也是调控睡眠的中枢。下丘脑的发现源于第一次世界大战期间流行性脑炎在全球范围内的大流行。流行性脑炎又称嗜睡性脑炎，它能够使患者出现睡眠紊乱的症状，导致患者进入昏迷状态。神经学家康斯坦丁·冯·艾克诺默发现正是因为下丘脑的受损，患者才表现出睡眠紊乱症状，他由此揭开了大脑中调控睡眠-觉醒过程的关键区域，也使人们对睡眠的控制中枢有了新的认识。

下丘脑是间脑的组成部分,它不仅是睡眠的控制中枢,还是机体内分泌系统和神经系统的中心,调节着体温、摄食、水平衡、血糖和内分泌腺活动等重要的生理功能。睡眠在受下丘脑控制的同时,也维护着下丘脑对生理活动的各种调节功能。如果一个人长时间不睡觉,则会破坏下丘脑的调节功能,打破体内的动态平衡,从而导致各种不良的后果,例如缺乏睡眠会影响下丘脑对摄食的调节,导致我们食欲增加,从而增加肥胖的风险。

由此我们可以看出,睡眠受下丘脑的控制(下丘脑的病变会对睡眠产生影响),同时我们的睡眠行为也影响着下丘脑的功能。养成良好的睡眠习惯有利于维护下丘脑的功能,从而保证体内生理功能的正常。

脑干是人脑的重要组成部分,它是呼吸、心跳等中枢的所在地。现代生理学家研究发现,部分调控睡眠的中枢可能位于脑干尾端。通过对动物的观察,科学家们发现离断脑干尾端与大脑的联系,可以增加大脑皮质的觉醒活动,也就是说能够增加动物处于清醒状态的时间,并且使动物的睡眠时间变得很短。如果用低频率电刺激来刺激脑干尾端,可引起大脑产生同步化脑电波,并使动物进入睡眠状态。

当我们对大脑中的睡眠控制中枢有了一定认识后,可能会开始好奇这些睡眠控制中枢的运作方式,接下来所讲的内容将帮助我们一探究竟。现在多数学者认为,当人获得足够睡眠时,在大脑里面主管睡眠的睡眠控制

中枢的功能是不会启动的[1]。人在出现身体疲劳与精神疲劳的时候，或者进入睡眠周期时，睡眠控制中枢的功能才会启动，使人出现"思睡"。在外界条件允许的情况下，睡眠控制中枢会产生"睡眠波"，逐渐抑制整个大脑，让人进入睡眠状态。年龄越小，睡眠控制中枢的功能越好，甚至无论外界环境如何人都可以入睡。随着年龄的增长，人在准备入睡的时候，如果睡眠控制中枢遇到某些干扰，比如出现不能停止的烦恼思维、感觉中枢被刺激产生兴奋、有严重不良情绪等，"睡眠波"就不一定能持久地抑制大脑中的这些兴奋点，人就不一定能进入睡眠状态。当我们能够入睡时，睡眠控制中枢将会处于活跃状态，觉醒控制中枢则相对不活跃。但如果人在睡眠过程中受到一些干扰，如床铺不舒服、天气太热、身体疼痛或者突然的噪音，则人的睡醒控制中枢被激活，造成睡眠的中断。睡眠控制中枢的运作模式提示我们，在入睡前保持安静放松的状态，在睡眠过程中保持良好的睡眠环境，这对改善我们的睡眠质量是极为关键的。

专家提醒

与我们生活中"物极必反"的道理一样，能给我们带来最佳健康效益的睡眠也应适度，而不是睡得越多休息得越好。最近美国科学家所做的一项研究表明，如果人们每天晚上在床上的睡眠时间过长，其效果如同睡眠

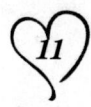

时间过少一样,可引起许多睡眠问题[2]。例如,每天晚上睡眠时长超过 8 小时的人,和那些每天晚上睡觉时长少于 7 小时的人,都抱怨自己的睡眠有问题。而那些每天晚上的睡眠时长介于 7～8 小时的人,所遇到的睡眠问题则比较少。与每天晚上睡 7～8 小时的人比较,那些睡眠时间过长的人常常会有不容易入睡、半夜容易醒来、醒得过早、醒后感觉体力并没有得到有效恢复以及白天容易打瞌睡等症状。睡眠时间过长和过短的人,其睡眠问题均较那些睡眠时间适中的人要多。在喜欢超长睡眠时间的人群中,女性要多于男性。

  人体所需的睡眠时间与恢复体力的需要有关。刻意延长或缩短睡眠时间,都会影响人体恢复过程的正常循环,打乱人体本身固有的生物钟,从而使自己陷入"老睡不踏实"的陷阱中。在睡觉的时候,胃肠道等消化器官血液循环增加,而大脑处于休息状态,血液供应比较少。当我们长时间睡觉时,大脑的血液供应会长时间处于一种较少的状态,血液供应的相对不足会导致大脑相对缺氧,这就是为什么我们在长睡后会感到头晕。当然,睡醒后的头晕也跟我们的睡眠环境有关系,比如空气不流通、环境不安静导致的睡眠质量不好等。从辩证的角度来看,什么事情都要有个度,睡眠时间也是如此,一般人的睡眠时长在 8 小时左右就可以了,并不是越多越好。

四、睡眠与觉醒

我们如何从觉醒进入睡眠？

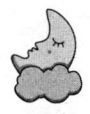

通常人在一天中意识的主要形态是觉醒，可以持续16～17小时，其他时间（7～8小时）是留给睡眠的。当人在即将入睡时，大脑渐渐放松，这种平静的觉醒状态有利于入睡。但是我们从清醒到睡眠，也就是入睡过程，并不是我们想象的那样是慢慢开始的，而是瞬间完成的，这个过程大概用不了1秒钟的时间，就像是几十亿个脑细胞都处于待机状态一样，因此我们往往不知道是什么时候睡着的。

事实上，睡眠是一个非常复杂的状态，由几个不同的阶段组成，这些阶段叫做睡眠阶段。根据睡眠过程中脑电活动表现、眼球运动情况和肌肉张力的变化等，将睡眠分为快波睡眠和慢波睡眠。在整个夜晚，睡眠阶段分成不同循环周期，每个周期大约持续90分钟，循环往复。接近睡眠后期（接近天亮）时，快波睡眠持续时间逐渐延长。

当我们入睡30～45分钟后，慢波睡眠开始了。这是一个非常重要的时期，因为我们的大脑主要就是在这段时间内从白天所累积的疲劳中恢复过来的。在慢波睡眠1期时，睡眠者有介于两个世界的感觉，既不是睡着了，也不是清醒着。在慢波睡眠2期时，表明睡眠者已完全入睡。在这个时期，大脑开始休息、恢复，以消除白日里累积的神经元疲劳。在入睡 70~100 分钟后,一个不同寻常的、被称为快速眼动睡眠的周期开始了。它之所以不同寻常,是因为它同时具有睡着和觉醒的特征。在这期间,一方面,激醒反应阈很高,睡眠者在沉睡中;另一方面,大脑非常活跃,相比其他睡眠期,此时的大脑活动更类似于清醒状态时的活动。睡眠过程并非一入睡就由浅入深并持续到天明,而是深一阵,浅一阵,深浅睡眠不断交替。

专家提醒

我们大约每 90 分钟经历一个快速眼动睡眠阶段并进入梦境。即使认为自己从不做梦的健康人其实每晚也做梦 4~6 次,只是他们完全不记得而已。

晚上每个循环期的睡眠也不尽相同。慢波睡眠主宰着前半夜,而快速眼动睡眠则主宰着后半夜。我们前半夜主要是从累积的疲劳中恢复,后半夜我们则开始做梦。

我们睡着了,我们的身体是否也休息了呢?在睡眠阶段的脑活动并非处于静止状态,而是表现出一系列主动调节的周期性变化。如慢波睡眠时脑血流量减少,大部分区域脑神经元活动减弱,生长激素分泌增加,直接或间接地促进了生长发育等。因此,如果睡眠时间减少,可能会影响儿童体格的发育和生长。快速眼动睡眠期的做梦就是记忆信息的再现,是对学习的信息进行重新整理和加工的过程,有助于帮助形成新的神经联系,提高学习记忆的效果

等。因此，我们常常发现昨天学习的新知识经过一个晚上的睡眠后，印象更深刻了，就是这个道理。

五、年龄不同，睡眠不同

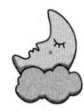

年龄不同，睡眠有何变化？

俗话说，"前三十年睡不醒，后三十年睡不着。"这足以清晰地表达人类在不同年龄阶段的睡眠特点。

1. 婴幼儿期（出生～2岁）

婴儿刚出生时，还没有完全组织形成24小时的睡眠-觉醒周期，没有成年人所具有的典型睡眠阶段。相反，婴儿的睡眠分为平静的睡眠期和活跃的睡眠期，其间间隔着各段觉醒期。快速眼动睡眠占婴儿睡眠时间的比例非常大，但是随着大脑的发育，这个比例逐渐下降。有趣的是，婴儿从觉醒状态到快速眼动睡眠是没有过渡的，这种情况若发生在成年人身上则被视为一种病态。

婴儿在出生后第2～6个月，平静的睡眠阶段开始发展出其他睡眠期。婴幼儿每天需要13～18小时的睡眠。

2. 儿童期（2～12岁）

儿童期，睡眠经历着重大的改变。儿童每天平均睡眠10～12小时。通常，儿童的睡眠包含大量的慢波睡眠。人类在儿童期的慢波睡眠最多；这个睡眠阶段与其他睡眠阶段的比例会随着年龄的增长而逐渐下降。慢波睡眠是大脑成熟过程中的一部分。

儿童的激醒反应阈在慢波睡眠中是很高的,当被唤醒时他们经常表现得很困惑。这种困惑被称为睡眠惯性。顺便说一句,唤醒梦游的孩子并不危险,如果他们处在危险情况,比如就要跳出窗户时,我们应该立即唤醒他们。我们还可以告诉半醒半梦的儿童回到自己的床上,安抚他们。

3. 青少年期(12~18岁)

在青春期,青少年经历着激素剧烈变化的时期,他们的睡眠习惯也有很大改变,新的睡眠时间其实是一种睡眠周期延迟障碍。这是睡眠时间表的正常变化期,通常这种变化是暂时的,而且与青春期相关。在此期间,入睡和起床时间更晚是一种自然趋势,与社会规范不协调。青少年一般需要睡眠9~10小时。

尽管如此,青少年的社会生活要求他们在自身生物钟设定的时间之前起床。通常因为学习紧张,青少年在平日里积累了巨大的"睡眠债",因而往往在周末时会起得很晚,以弥补平日缺少的睡眠。

4. 青年期(18~40岁)

青春期的雾霭终于散去,青年期初具雏形。一般来说,青年人的睡眠很好,不同步的睡眠时间表又重回正轨。入睡和起床时间都开始规律起来,并深受他们社交活动的影响。

但是,很多青年人社交活跃,周末入睡较晚。因此,他们中的一些人继续保持着延迟的睡眠时间表,就像在青春期那样。这些青年人有很大的风险会遭受睡眠周期

延迟障碍，使他们难以入睡，早上也起床困难。

5. 中年期（41~65岁）

人在三十岁以后，睡眠结构会发生显著变化。随着时间的推移，多数人的慢波睡眠越来越少，睡眠效率也开始下降。睡眠时间表随着年龄而改变，人们倾向于更早入睡和早起床。睡眠的衰老是渐进而持续的，它从生命早期即开始，这个进程的展开速度因人而异。有些人的睡眠衰老得快些，而有些人则慢些。很难完全确定造成个体间睡眠衰老进程差异的因素，但是，保持良好的生活习惯并消除致病因素（如吸烟、过度饮酒、吸毒和久坐不动）绝对值得推荐。

6. 老年期（65岁以上）

在人的一生中，睡眠老化在继续进行，并越来越显著。65岁之后，睡眠越来越浅，且总是频繁地醒来，慢波睡眠也更少了。在健康老年人中，快速眼动睡眠占睡眠周期的比例保持不变。但是在那些有痴呆型认知障碍的人身上，快速眼动睡眠的比例却急剧下降。因此，个体间的睡眠质量大不相同，并经常受到人们因年龄增长而带来的健康问题的影响。随着年龄增长，老年人一天中入睡的时间提前，而且这个睡眠时间表也更加严格。

专家提醒

无论处于哪个年龄阶段，接触正常的光暗周期，养成生物钟与环境同步的好习惯,对睡眠而言都是非常不错的主意。

人的睡眠需要量存在较大的个体差异。有的人每天需要睡眠10小时,第二天才能有充沛的精力工作;有的人只需要睡眠5小时就足够。此外,睡眠的好坏不能简单地以睡眠时间的长短来衡量,而是以是否消除了疲劳、精力是否充沛来评价。有些老年人睡眠模式会发生改变,表现为入睡和觉醒时间延长、睡眠中出现多次短暂的觉醒、早醒早睡;也可体现为睡眠时间在昼夜之间重新分配、夜间睡眠减少、白天瞌睡增多、经常小睡等。这提示老年人获得深睡眠和长时间睡眠的能力下降,而不是睡眠需要量减少。如果老年人一天睡够4~5小时,且第二天能精神饱满,就完全没有必要担心失眠的问题。

六、睡眠的四季变化

季节不同,睡眠有何改变?

我们往往有这样的经验,与冬夏季相比,春秋季更容易出现失眠问题,说明我们的睡眠也会受到我们所处的季节和气候的影响。

昼夜节律是指生命活动以24小时左右为周期的变动。由于昼夜节律的存在,我们的大脑会逐渐适应一年四季光线的变化:大脑通过褪黑素和皮质醇两种物质来适应光线的缺乏和存在。

褪黑素：是松果体在夜里分泌的一种激素，日行动物和夜行动物都有这种激素。就人类而言，褪黑素的分泌在夜间开始，通常在就寝时间的前几个小时。褪黑素在血液中的浓度于午夜时达到峰值，然后逐渐下降。褪黑素在接近中午的时候难以被发现，直至傍晚，它们都维持在一个很低的水平。褪黑素的生物学作用非常广泛，它的催眠作用机制尚不清楚。目前有几种学说：①褪黑素直接发挥强制性的镇静催眠作用；②褪黑素作用于其他部位，打开睡眠的"闸门"而使人容易入睡；③褪黑素通过降低人的体温和清除脑中的自由基而诱导睡眠。

皮质醇：是一种由肾上腺分泌的激素。它在机体应激反应中扮演着重要角色。根据昼夜节律，其在一天中的分泌会有较明显的变化。皮质醇在血液中的水平在早晨起床时达到高峰，在白天逐渐下降，在夜间睡眠的前几个小时内降到最低。

光线对生理节律有某种生物效应。夜晚降临时，褪黑素的分泌量开始增多，到午夜时达到顶峰。由于褪黑素促进睡眠的作用，人们进入了甜蜜的梦乡。曙光渐露，黎明到来，褪黑素的分泌减少，人们从睡梦中醒来。褪黑素的分泌量与光线的强弱有关，在黑暗中褪黑素的分泌量要远远多于在光亮中。这就是为什么我们建议夜间起床的失眠患者将灯光调至最暗的原因。

光线对生理节律还有另一种生物效应。它使我们能够调整生理节律的时间表，并在某种程度上跨越内部时区。光的变化会导致人类睡眠障碍，增加体力疲劳感和

烦躁不安感。在儿童和老年人中，这种效应可能更加显著，因为他们的大脑"更加敏感"。

专家提醒

对于季节性睡眠问题，建议尽量减少时间所造成的影响，比如说保持原有的习惯不变，仍在相同的时间上床睡觉，因为"睡眠需要常规和单调，睡眠是很无聊的"。

多晒太阳有助于睡眠。如果你醒了，请立即打开窗帘，让阳光照进来；如果你在休假，请多安排一些户外活动，去享受阳光浴吧！

七、人体内调节睡眠的小闹钟

生物钟对睡眠有何影响？

你有没有思考过人为什么要在晚上睡觉呢？当夜晚来临的时候，是什么让我们维持着这样日复一日、年复一年"睡眠-觉醒"的生活规律呢？

处于时间隔离环境中的人每天仍然会睡觉和醒来。这种周期性的行为是由生物钟引起的，而这个生物钟根据自身每天的节奏运转。事实上，人类的生物天非常接近地球上的一天——平均约为24小时4分钟。不同个体生物天的长短不同，在23.5~24.5小时之间。因为我们的生物天与地球的一天略有不同，所以我们不得不经常将我们的生物钟重置为地球时间，来让我们的生物天与地球天的长度同步，这就需要生物体必须解码信号，告诉生物钟环境周期。然而，我们的生物钟在适应环境周期的能力上有自然极限。因此，如果地球面临毁灭，我们被放逐到另一个星球，那么我们仅可以适应有限数量的行星天。在这种情况下，我们必须尽量避免到每天短于 23 小时或长于 27 小时的星球，因为这会超过生物钟的调节能力。

生物钟就像一个乐团指挥家指挥着机体节律的正常运转，以使机体能保持正确的节奏和旋律，并在正确的时刻演奏出强音和弱音。

昼夜节律是由基因决定的。昼夜节律的遗传基础在很大程度上解释了个体间不同的睡眠习惯。例如，根据人们睡觉与起床的早与晚，有些人称自己为"早起的鸟儿"，而有些人则说自己是"夜猫子"。

在现代社会中，由于"空中飞人"和"24 小时社会"等现象，出现了与昼夜节律密切相关的睡眠问题。"空中飞人"的睡眠问题主要是人体生物节律与到达目的地所处时区的时间不同步，出现不同程度的睡眠启动或睡眠维持困难、日间思睡、警觉维持能力下降以及躯体症状。当到达新的时区后，人体生物钟会在原有的（出发地）生理时间上持续几天，然后再慢慢地进行调整。而在调整期间，即使在中午，人体生物钟依旧会发出信息而萌生睡意；或是在午夜时分，处于觉醒状态而难以

入睡。为什么倒时差会犯困？这是因为：总生物钟根据光亮程度变化每天归零一次，并且向全身细胞的生物钟发送信号以保持所有生物钟一致；到达不同时区的国家时，身体内的生物钟与实际的时钟就会发生偏差，身体内部无法依照时间正常运行，身体会变得很疲惫，这也是倒时差会犯困的原因。因为视交叉上核的"总生物钟"能随着光亮清零，所以理论上在国外待一天后身体疲惫和睡意就应该能够消失。但实际并非如此，因为生物钟的清零在1天内最多只有2小时的幅度调整，所以如果你要去有12小时时差的地区，那么至少在6天内都无法将体内生物钟和当地的时间调整到一致。另外，现代社会长时间照明的实现和"24小时城市"的发展，使得夜间工作成为一种社会需要，越来越多的倒班人员因其正常睡眠时间和节律被打破，而出现倒班工作睡眠障碍，最常见的就是失眠或思睡。

▎专家提醒

为避免因时差造成的睡眠问题，在出差前几天可以对睡眠时间做出调整。如果往东方飞行，起床和入睡时间就提早一些，如果向西方飞行，则相反。到达目的地后，不要吃得太饱，要多晒太阳。由于时差反应出现的睡眠障碍是一过性生理节律紊乱，当建立了稳定的睡眠时间模式后，睡眠障碍随即消失。通常经过一周左右的自我调节，正常的睡眠节律就能得到恢复。

长期倒班工作需要养成良好的睡眠习惯，合理调整睡眠时间，必要时可以服用褪黑素以减轻倒班工作对睡眠节律带来的不良影响。

八、睡眠日记

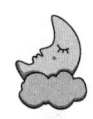

何为睡眠日记？

睡眠日记是国际上公认的辅助检查睡眠疾病的方法。我们可以通过记录睡眠日记来自测睡眠质量，了解自己的睡眠情况。每天记录睡眠日记对于失眠患者来说就是一个行之有效的行为治疗方法。因为大部分人的失眠与心理、精神因素有关，患者通过检查或分析自己的睡眠日记，可对自己的睡眠情况有一个全面、客观的了解，从而可消除或减轻自己对失眠的担心、焦虑和恐惧，并有助于纠正自己对睡眠的错误认识，养成良好的睡眠卫生习惯。临床上还发现部分假性失眠的患者，他们经常低估自己的睡眠时间。通过记录睡眠日记，系统地追踪自己的睡眠情况，假性失眠患者可发现自己为之担心、焦虑的所谓睡眠不良其实并不存在。

如果我们想要通过睡眠日记了解自己的睡眠情况，可以在起床后尽可能尝试记录昨晚睡眠的情况以及白天是否嗜睡等。记录睡眠日记的时间通常限制在起床后的30分钟内，这是为了让我们更能精确地记录睡眠信息。睡眠日记的内容可分为：

睡眠那些事儿

①昨晚何时上床？
②昨晚何时熄灯？
③上床后经多长时间才能够入睡？
④早上何时醒来？
⑤早上醒来后，最终何时离开床铺？
⑥早上是如何醒来的？
⑦入睡后夜间醒来过几次？
⑧夜间总共醒来多长时间？醒来的原因是什么？
⑨醒过来后，感觉是否睡得充足？精神是否饱满？情绪是否良好？

　　睡眠日记的记录时间通常为一周。一周过后，计算一周内总卧床时长（⑤-①），将这个结果除以7，就得出每晚在床上的平均时长。接着将一周内在床上的清醒时长累计在一起，包括每晚刚开始躺在床上但未入睡的时长（③），半夜醒过来的时长（⑧），以及你早上清醒后仍未起床的时长（⑤-④）。最后用你的总卧床时长减去在床上清醒的全部时长，将这个结果除以7，就得出你每晚的平均睡眠时长。

　　将每晚的平均睡眠时长除以每晚在床上的平均时长，然后乘以100%，就是睡着时间的百分比，也就是睡眠效率。假设你平均只睡着5个半小时，而卧床时间是8个小时，这时你的睡眠效率就约为60%（换句话说，你在床上睡着的时间只占卧床时间约60%），如果在记录睡眠日记的过程中发现睡眠效率低于85%，则可认为睡眠效率下降。当睡眠效率低下时，我们在第二天可能因为感觉睡眠不足而试着通过取消活动计划（即降低活动量）、减少运动量或打瞌睡，抑或是比平常提前上床等方式来补眠，从而影响我们的日常生活。当这些情况出现时，我们首先应该积极寻找原因，纠正自己不良的睡眠习惯，如避免在睡前躺在床上玩手机以及在早晨醒来后仍然长时间地赖床等，并且通过调整上床时间和起床时间来提高睡眠效率，养成良好的睡眠卫生习惯。如果自我调整的效果不好，我们则应及时咨询精神科医生，向他们寻求改善睡眠的建议，并可以在医生的指导下采取药物治疗或认知行为治疗的方法。

睡眠日记不仅是帮助我们了解自己睡眠情况的有效工具，还是失眠患者就诊时的一项重要辅助工具。通常失眠患者去看医生时，由于夜间休息不佳，导致白天注意力难以集中，往往很难把自己的情况描述清楚，在与医生的对答过程中也总是处于迷迷糊糊的状态，结果导致在大多数情况下医生无法详细了解患者的病情。当患者带着事先写好的睡眠日记去看门诊时，将有助于医生全面、客观地了解患者的睡眠情况，因症施治，从而使患者的诊疗过程达到事半功倍的效果。同时，睡眠科医生在患者就诊时也可以给患者布置日记，让患者将每日的刺激源和每个晚上的睡眠情况记录下来，通过分析这些材料，来了解患者睡眠与觉醒周期的具体情况。并且，对于部分不愿接受药物治疗的轻度失眠患者，睡眠科医生还可以将睡眠日记作为一种认知行为疗法，通过患者日记的记录情况，对患者进行睡眠卫生教育，帮助患者调整不良的睡眠习惯，提高睡眠效率。对于正在接受药物治疗的失眠患者，医生可通过使用睡眠日记连续记录一段时间的睡眠情况以及与睡眠相关的饮食、运动和服药等情况，有助于更好地观察药物治疗效果。

专家提醒

我们在评价睡眠的优劣时，不仅要考量睡眠时间够不够，还要自我感知睡眠质量好不好。人们对睡眠时间的要求各有不同，有些人只需要很少的时间就可以达到睡眠的效果，这部分人通常睡眠效率是比较高的，进入深度睡眠的速度较快。因此，睡眠并非千篇一律的8小时论，主观满意度是重要的衡量指标。由于睡眠受到个人感受的影响，在临床上还存在一类主观性失眠的患者，这类患者往往表现为自我睡眠感缺失，坚信自己"失眠"，并能具体地描述自己的症状为入睡困难、睡眠不足或完全失眠，但这些患者的多导睡眠监测通常显示其睡眠时间和睡眠结构正常。如果主观性失眠的患者在发病后没有得到有效的治疗，则可以导致焦虑、抑郁症状的出现以及白天工作学习效率的下降。主观性失眠的发病年龄比较广泛，可见于各个年龄段，在成年人早、中期多见；女性更为常见。当我们出现主观性失眠时，不应盲目地使用镇静催眠药物，因为这一做法容易造成药物依赖。我们可以在医生的帮助下了解有关睡眠的基本知识，减少不必要的焦虑反应，还可以通过医生的指导在

入睡前进行放松训练，加快入睡速度，减轻焦虑。在一系列心理疗法的基础上再辅以药物治疗，可帮助我们有效地改善病情。

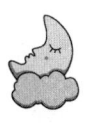

九、睡眠质量的评估

如何评价睡眠质量的好坏？

睡眠日记能够帮助我们了解自己的基本睡眠情况，而具体评价睡眠质量的好坏则需要借助量表、睡眠监测图、活动记录仪等的帮助。总的来说，评价睡眠质量主要包括主观评价和客观评价两个方面。

主观评价：较常用的是匹兹堡睡眠质量指数量表（Pittsburgh sleep quality index，PSQI）。匹兹堡睡眠质量指数量表是测定睡眠质量的"标尺"，用于评定被测试者最近1个月的睡眠质量。该量表适用于睡眠障碍患者和精神障碍患者，同时也适用于一般人群。这一量表是在分析、评价有关评定睡眠质量的量表的基础上发展而成的。其特点是将睡眠的质和量有机地结合在一起进行评定，十分明确、具体，有助于鉴别暂时性和持续性睡眠障碍。匹兹堡睡眠质量指数量表由被测试者自己填写，完成此量表需5~10分钟，主要用它评定被测试者最近1个月的睡眠质量。由19个自评条目和5个他评条目构成，总分范围为0~21分，得分越高，表示睡眠质量越差。主要询问内容包括：睡眠质量、入睡时间、睡眠时间、睡眠

效率、睡眠障碍、催眠药物和日间功能障碍。

日常生活中，我们还可以采用简易的标准对睡眠质量进行初步评价，即①30分钟内入睡；②睡眠深沉，呼吸深长无打鼾，夜间不易惊醒；③睡眠过程中起夜少，噩梦少，醒后很快忘记梦境；④早晨起床后精神好；⑤白天头脑清晰，工作效率高，不困乏。

客观评价：目前比较常用的是多导睡眠图（polysomnography，PSG）监测。PSG监测是一种无创的检查方法，可以在整夜睡眠过程中，根据需要连续并同步地监测与记录被测试者睡眠过程中的脑电图、肌电图、眼动图、鼻气流、胸腹呼吸、血氧饱和度、心率、鼾声等参数，通过对这些参数的分析能够较全面地了解睡眠情况，并结合临床对睡眠过程进行综合评价，从而为睡眠障碍的诊断、分类和鉴别诊断提供客观依据，也可以为选择治疗方法及评价治疗效果提供重要的参考信息。PSG检查应当在专门设置的睡眠监测室内进行。睡眠监测室的布置简单、安静，温度适宜，空气流通，尽可能接近家居环境，使被测试者能够放松、舒适。房间最好能避光、隔音，使被测试者在白天也能够进行睡眠监测。卫生间应当设置在睡眠监测室的套间内或附近，以避免被测试者夜间如厕不便，影响睡眠监测。监测之前，医生应给被测试者简单介绍PSG监测的目的和要求，以取得被测试者的信任和合作，并解除被测试者可能产生的恐惧心理。被测试者应按照平时的生活习惯及作息时间睡眠，舒适地躺在床上，自然地入睡。女性避免在月经期做此项监测。

对睡眠情况进行评价时，不仅要考虑失眠问题，还应该考虑嗜睡问题。主观评价嗜睡问题时，常用的是Epworth嗜睡量表（Epworth sleeping scale，ESS）。Epworth嗜睡量表是测评睡眠质量并且判断是否存在嗜睡的标准量表，其判断准确、家庭自测性强、便于广泛应用，成为国际公认的最具实用性的睡眠量表之一。Epworth嗜睡量表主要评估患者在日常生活中不同情况下白天的思睡程度。量表中设定的8种情况或多或少都有一定诱导睡眠的作用。对于量表中的回答，取决于被测试者对最近类似情况下出现打瞌睡经历的回忆。需要注意的是，变换工作和任何原因引起的总睡眠时间不足均会影响评分结果。客观评价嗜睡问题时，常用的是多次小睡潜伏期试验。多次小睡潜伏期试验是专门用于测定在缺乏警觉因素的情况下发生生理性睡眠的倾向性，是评价白天过度思睡的客观方法，是发作性睡病的重要辅助诊断方法，可以帮助鉴别真、假思睡及评价思睡的严重程度。在做多次小睡潜伏期试验之前2周，被测试者要停用影响睡眠潜伏期的药物（如镇静催眠药、抗组胺药及兴奋药）或影响快波睡眠潜伏期的药物（如三环类抗抑郁药、单胺氧化酶药、苯丙胺），以避免药物作用干扰检查结果。在检查之前，被测试者应记录睡眠日记，确定睡眠-觉醒周期是否稳定；在正式检查前夜，进行整夜PSG监测，确定睡眠周期、时相和其他有关的生物学指标，以帮助分析被测试者思睡的潜在原因；之后再进行多次小睡潜伏期试验,则有助于判断思睡的严重程度。

通过对睡眠进行主观及客观评价,可以较为全面、系统地了解睡眠中的相关问题,以便于在早期对睡眠障碍患者采取有针对性的诊断和治疗。

专家提醒

随着现代生活节奏的加快及作息方式的改变,睡眠障碍也逐渐成为困扰都市人群的大问题。随着市民睡眠观念的改变和睡眠关注度的提高,有越来越多的人通过佩戴智能手环对自己的睡眠质量进行评估。目前市面上的智能手环多数看上去和普通的运动手环相似,只是上面扣有一个纽扣电池状的金属感应器。佩戴者只需在早晨醒来时打开手机上专门的软件,手环上的数据便会通过蓝牙传递到手机上,并形成直观的柱状图或曲线图,还会列出具体睡眠时间。那么,这种智能手环真的能检测出睡眠质量吗?所谓的智能手环是通过感应使用者手部状态而推测其睡眠质量的。这种手环在佩戴时往往并不能紧贴手腕,不可能检测到血氧饱和度,而且芯片位置也不固定,也不可能准确捕捉到脉搏。当使用者身体活动时,手环默认其是浅睡眠,静止时则默认是深睡眠。基于这种原理的"睡眠监测"只能算是一种"睡眠推测",并不具有科学性。实际上,无论是深睡眠还是浅睡眠,人体都不可能是完全静止状态。只有进入快速眼动睡眠阶段,也就是出现梦境的时候,肢体才会保持静止,

但这一阶段既不是深睡眠,也不是浅睡眠,而是属于"异相睡眠"。科学地监测睡眠远比简单地佩戴手环要复杂得多,监测睡眠至少需要三个方面的数据:脑电图、眼动图和肌电图。此外,还要加上血氧饱和度等数据。不仅如此,一整夜的监测结束后,第二天医生还需要再花2小时来分析和整理数据,这样才能得出最后的睡眠监测报告。

参考文献

[1] Epstein L J, Valentine P S. Starting a sleep center. Chest, 2010, 137 (5): 1217-1224.

[2] Bei BDC, Manber R, Allen NB, et al. Too long, too short, or too variable? Sleep intraindividual variability and its associations with perceived sleep quality and mood in adolescents during naturalistically unconstrained sleep. Sleep, 2017, 40 (2).

(陈斯婧 岳晶丽 韩 芳 陆 林)

第二章　睡眠的好处

一、睡出健康来

睡眠与健康

健康不仅仅指没有疾病或病痛，还指一种身体上、心理上和社会上的完全良好状态。睡眠的质量决定着人体的身体健康和生活质量。睡眠对于生命的维持是不可或缺的。充足的睡眠、均衡的饮食和适当的运动是世界卫生组织（WHO）公认的3项健康衡量标准。早在2001年，国际精神卫生和神经科学基金会就发起了一项全球睡眠和健康计划，将每年的3月21日定为"世界睡眠日"（World Sleep Day），以提高人们对睡眠重要性的认识。随后，中国睡眠研究会在2003年将世界睡眠日也引入到中国，以提高国人对睡眠与健康关系的重视。睡眠约占据人类一生三分之一的时间。睡眠时，机体的新陈代谢及一切生理功能活动下降，机体处于保护性抑制状态，可以使疲劳的细胞得以修复。此外，睡眠时，合成代谢大于分解代谢，机体储备能量物质及营养物质，以使人们恢复体力和精力，保证白天的劳动效率。良好的睡眠是维持体力和健康的基础。睡眠对维持机体健康的

作用可以表现为以下几个方面：

1. 消除疲劳，恢复体力

睡眠可以帮助机体消除疲劳和恢复体力。在睡眠期间，机体的肝和胃肠道及相关脏器可以合成并制造人体的能量物质，以供活动时使用。同时，由于睡眠时机体的基础体温、心率、血压、呼吸频率及部分内分泌功能的下降，机体的基础代谢率降低，能量消耗减少，从而使得体力得以恢复。此外，睡眠过程中分泌的一些激素，如生长激素的分泌增加，可以帮助机体合成脂质及蛋白质等营养物质，从而增加机体能量物质的储存。

2. 保护大脑功能

睡眠可以维持大脑功能的正常运转。在睡眠状态下，机体对外界刺激的反应性逐渐下降，意识逐渐丧失，大脑的耗氧量大大减少，有利于脑细胞的修复和能量的储存。此外，在睡眠过程中，脑脊液的流动速度比清醒状态下增加60%左右，大脑神经元细胞代谢产生的废物清除速率增加。良好的睡眠有助于维持大脑的高级认知功能，会使人体精力充沛、思维敏捷，创造力和工作效率提高。

3. 促进生长发育

睡眠与儿童的生长发育密切相关。与成年人相比，儿童的睡眠时间较长，新生儿的睡眠时间甚至可以达到18小时。睡眠与儿童的生长发育密切相关，在睡眠状态下，尤其是深睡眠期间，儿童脑内垂体分泌的生长激素显著增加，可以促进孩子骨骼和肌肉的生长。此外，良好的睡眠对于儿童大脑的发育也至关重要，可以帮助神经元建立突触联系。

4. 保护身体健康

良好的睡眠对于人体的身体健康至关重要。良好的睡眠会改善机体胰岛素抵抗和维持血糖水平的稳定，降低人体罹患糖尿病的风险；睡眠过程中机体多巴胺、去甲肾上腺素等激素水平的下降有助于人体维持正常的血压，降低人体罹患心血管疾病的风险；此外，睡眠过程中脑内神经元的代谢废物会被清除，降低人体罹患老年痴呆的风险。

5. 有利于心理健康

睡眠对情绪的调节作用尤为重要，长期的睡眠不足会使人体易激惹、脾气暴躁以及情绪低落，增加人体罹患精神疾病的风险；良好的睡眠可以帮助人们恢复精力，保持心情舒畅，舒缓心理压力，消除人们在白天生活中的恶劣情绪，有助于人体保持积极乐观的心态，从而有利于人体的心理健康。

如何睡才健康？

高质量的睡眠可使机体得到充分的休息并合成、修复及补充人们白天消耗的大量能量，重新焕发活力。从养生的角度来讲，"三分调，七分养"，"养"即指睡眠，可见睡眠的重要性。那么，如何睡才更健康呢？

1. 创造良好的睡眠环境，养心安神

睡觉时应关灯入睡，调整好窗帘，避免任何光线刺激。强光不仅影响入睡，还能导致易醒、睡眠过浅以及做梦。应保持卧室幽静、整洁舒适、温度适宜空气清新。

2. 睡前保持身心舒缓，静心易眠

睡前应放下杂念，可以听舒缓的音乐，使身心放松，情绪舒缓，以利于入眠；不应看紧张刺激的电影、电视或一些使人兴奋的节目。

3. 保持良好的睡眠规律

应保持良好的睡眠规律，不要随意打乱生物钟。保证每晚睡眠时间维持在 8 小时左右，即使节假日也要保持正常的睡眠规律。

4. 睡眠姿势

右侧屈膝而卧是最理想的睡眠姿势，可以使全身肌肉松弛，呼吸通畅；对于身材较为肥胖的个体，采用仰卧位睡眠容易导致舌根部后坠，影响呼吸，易发生打鼾的现象。

5. 戒除不良的睡眠习惯

睡前不宜饮酒、饱食，睡前饮食过多，易导致消化不良，影响睡眠。若过多摄入高脂食物又容易诱发动脉硬化、高血压、冠心病和肥胖等。睡眠时不宜张口呼吸，因为张口呼吸时，空气未经鼻腔过滤处理，冷空气容易直接刺激喉咙，导致咳嗽。睡眠之前应排空二便，减少夜间上厕所的次数，保证睡眠的连续性。

专家提醒

睡眠是人最重要的生理需求。高质量的睡眠可以帮助人们消除疲劳、恢复体力，对人体的健康极为关键。一般来说，人们的睡眠时间会随着年龄的增长而逐渐减少。婴幼儿每天的睡眠时间应不少于 13 小时，儿童每天的睡眠时间应不少于 10 小时，青少年每天应保证 9～10 小时的睡眠时间，成年人一般每晚睡眠 7 小时左右，老年人每晚睡眠时间以 6 小时左右为最佳。除此之外，环境对高质量的睡眠也非常重要，尽量保证卧室内的光线、温度适宜，并保持空气清新和流通。

二、睡眠增强免疫力

睡眠与免疫

免疫力是人体的"安全卫士"，监视和保卫着我们的身体健康。人体的许多疾病与免疫力低下密切相关。当人体免疫力低下时，一旦外界的各种细菌、病毒等致病因素侵入机体，我们就容易罹患各种疾病，如各种感染、肺炎甚至肿瘤。早在 1994 年，就有研究表明每晚 3 小时或 3 小时以上的睡眠缺失可导致免疫系统功能下降 50%。研究者让健康受试者在清晨 3～7 点不睡觉，白天时检查他们的免疫细胞，发现他们身体中的免疫细胞活力下降；

当进行恢复性的睡眠之后,再进行检查,发现他们体内的免疫力完全得到了恢复[1]。睡眠可以增强机体的免疫力,这与良好的睡眠能够促进机体产生T淋巴细胞和B淋巴细胞有关,血液中的这两种细胞可以有效抵抗外来抗原。人体的睡眠质量也决定我们免疫力的好坏。同样,睡眠过多对我们的免疫系统也会有不利的影响。有研究表明,受试者如果每晚睡眠时间超过8小时,机体内炎症介质的水平也会显著增加[2]。总体说来,睡眠对我们机体的免疫力起着"调节器"的作用。除此之外,在睡眠状态下,体内的激素会发生一些变化,而这些变化有助于提高人的免疫力。例如,良好的睡眠有助于机体释放催乳素和生长激素,而这两种激素都能提高人体的免疫力。机体的免疫力提高,可以有效抵抗病毒、细菌入侵,清除体内损伤及衰老的细胞以及体内的代谢废物。如果缺少睡眠,可能会削弱机体的免疫力,人体更容易感染疾病。这也与我们日常生活中的一些现象相关,如在睡眠不好的情况下,人体可能更容易感冒。可见,充足的睡眠的确有助于提高我们机体的免疫力和抗病能力。因此,我们应该每天确保充足的睡眠,这样才能使我们拥有健康的好身体。

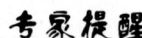

充足的睡眠可以帮助我们提高免疫力,无论是正常人还是患者,睡眠对于机体免疫系统的功能都是非常重

要的。对于正常人来说，良好的睡眠可以帮助我们预防感冒；对于患者来说，充足的睡眠更加重要，不仅可以有助于患者病情的缓解，还可以预防因睡眠不良造成的并发症，这些并发症有时甚至会给患者带来致命的风险。所以，患者更应该注意保证充足的睡眠。

三、睡个美容觉

睡眠与美容

我们经常会听到爱美的女士说"睡美容觉"，那么睡眠和美容之间到底有什么样的关系呢？睡眠与美容的关系十分密切，睡美容觉是有科学依据的。皮肤细胞的生长和代谢会随着人体生物钟的变化而改变，其中以夜间皮肤细胞的分裂生长最快，新生的细胞需要睡眠来"滋养"。充足的睡眠不仅可以使人精神焕发，还会改善皮肤光泽，形成丰富的微血管，使得肤色更加红润，因此就有了"白里透红"的效果。这就是"睡眠好，气色好"的科学依据。睡眠除了促进新生皮肤细胞的生成之外，还能够延缓皮肤细胞的衰老，改善面部的黄褐斑。研究表明，睡眠不足容易导致人体眼睛红肿、黑眼圈和眼角鱼尾纹的产生，使得人体面容倦怠和面孔吸引度下降[3]。尽管人使用了各种名牌营养霜或护肤品，但如果没有保证充足的睡眠，仍然不能阻止黑眼圈和眼角鱼尾纹的出现。当然，并非任何充足的睡眠都可以达到面部健康美丽的目的，这里有一个睡眠的最佳时间问题。人的皮肤细胞分裂峰值在晚上九点到深夜一点之间，最低在早晨五点到上午十点之间。如果峰值时处于熟睡时间，则能有效保证皮肤正常的新陈代谢，推迟皮肤的老化。相反，若不充分利用睡眠的黄金时间，迟睡迟起，无论睡多久，对皮肤的保养都没有多大好处。因此，女士们要想保持健康美丽的容颜，就必须要保证充足的睡眠。

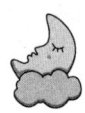

如何睡出靓丽来？

美国生物医疗肌肤护理中心的美容专家忠告广大女士们："人要美，首先要从睡眠开始。"想要拥有靓丽的肌肤，除了保证充足的睡眠之外，还需要注意以下几点：

1. 睡前保持房间内适宜的湿度

在睡眠过程中，卧室适宜的湿度有助于保证肌肤的湿润，避免皮肤因干燥而缺乏弹性。必要时，可用加湿器。

2. 睡前清洗面部皮肤

在每晚临睡前，用温和的清洁剂（弱酸性）彻底清洗面部，不要用磨砂清洁剂或是收敛剂（油性皮肤除外）。可将少许蔬菜油点在眼睛四周和眼角处的柔软肌肤处，以减少皱纹产生（最好用皮肤生长因子原液护理）。

3. 睡前做轻微运动

睡前做轻微运动可使血液均匀地分散到全身，有助于肌肤的新陈代谢。轻微按摩面部，从面部的中心至四周逐步按摩，可以加速面部的血液循环，促进新陈代谢。使用温和的滋润剂、乳液和晚霜（营养型为主），加强真皮的保护，防止肌肤干燥、生成皱纹。

4. 睡觉时不要把头埋在被子里

睡觉时不要把头埋在被子里，这样会妨碍面部皮肤的呼吸作用，容易造成面部皱纹。且被子的絮状物质会大量吸收人面部的水分，造成面部水分的流失。

5. 采用科学的睡眠姿势

睡眠的体位不仅关系到睡眠质量，还会影响美容的效果。采用仰卧位睡姿可以使面部肌肉处于最佳松弛状态，有利于血液循环，促进面部皮肤吸收氧气和营养物质。尤其是对于婴幼儿，他们的形体美容尚处于未定型阶段，可塑性非常大，采取仰卧位睡姿，有助于五官端正。成年女性采用仰卧位睡姿，可使得体内营养均匀分布到脸部，让皮肤充分吸收营养，不容易出现皱纹和水肿现象。

6. 睡前洗热水浴

睡前洗热水浴可以使人血液循环加快，肌肉松弛，皮肤毛孔扩张，有利于机体的新陈代谢，清除体表的汗渍、油污等代谢废物。热水浴对人体皮肤酸碱度、毛细血管的通透性、温度、水分都产生了影响，有利于机体保持放松。

专家提醒

睡美容觉有科学依据，睡眠可以促进新生皮肤细胞的形成，并且延缓皮肤细胞的衰老。但睡美容觉也有讲究，在正确的时间睡觉可起到事半功倍的效果，一般以每晚9~11点为最佳。

四、睡眠有益于学习记忆

睡眠与学习记忆

睡眠与学习记忆的关系非常密切。对于学习记忆来说，睡眠是一个非常重要的阶段，可以加工和处理人们白天学习和记忆的信息。德国著名的神经科学家Jan Born认为，记忆可以在睡眠过程中自发地再现和再加工，我们的大脑在睡眠过程中会对白天学习的知识进行整理，帮助人们选择性地增加一些记忆[4]。对于儿童和青少年来说，睡眠尤为重要。最近的研究表明，儿童深睡眠的时间长度与他们的学习记忆能力好坏直接相关，睡眠不好的儿童可能在课业上的表现不如睡眠好的儿童[5]。不仅仅是儿童和青少年，老年人总体睡眠时间的减少，尤其是深睡眠的减少也与他们记忆能力的衰退有关。在人一整晚的睡眠过程中，前半夜的睡眠以深睡眠为主要特征，后半夜的睡眠以快速眼动睡眠为特征。研究表明，

睡眠那些事儿

深睡眠过程中,人们白天经历的一些信息会在大脑中重现,如同放电影一般,这个重放过程有利于巩固白天学习的一些信息。此外,睡眠也可以筛选白天所经历的一些信息,有些不太重要的信息会被过滤掉,保留了一些重要的信息,从而使得人们有选择性地记忆[6]。在近期的研究中,科学家们利用外界的气味或者声音线索,发现在睡眠过程中可以人为操控记忆过程。科学家们给一群受试者安排记忆一些图片空间位置的任务:在学习过程中,用玫瑰花的气味作为背景线索,当受试者进入到深睡眠阶段,再暴露玫瑰花气味的线索,等受试者清醒之后再进行测试,发现可以增加受试者对图片的空间记忆能力[7]。在另外的研究中,使用单词线索让母语是德语的受试者学习荷兰语的单词,在电脑屏幕前听荷兰语的发音并且看德文单词的翻译。当受试者进入到睡眠过程中,再播放荷兰语的发音,发现受试者清醒之后,对这种语言的学习记忆更好[8]。除了整晚的睡眠之外,午睡也能够提高个体的学习记忆能力。一项研究表明,与不睡午觉的儿童相比,有午睡习惯的儿童在学业任务上的表现更佳[9]。由此可见,睡眠对于学习记忆的重要性,要想保持好记性,必须要保证充足的睡眠。

专家提醒

睡眠对于学习记忆的作用非常重要,广大同志们要

注意学习效率,劳逸结合,保证充足的睡眠时间,这才是提高学习成绩的合理手段。

五、中青年午睡益处多

午睡的好处

很多人有午睡的习惯。午睡作为日常休整身体的重要途径之一,有着不可替代的作用。人们白天的疲惫感和困意是受体内生物钟调节的。在午后(下午1点左右),人们的注意力和警觉性会有一个小低谷,也就是说注意力不太容易集中,警觉性也有所下降。此时若能够适当地进行短暂休息,不仅可以缓解工作疲劳,还可以让人身心愉悦地迎接下午的工作。

保持规律的午睡有多种好处。首先,经过一上午的工作,大脑处于疲劳状态,午睡可以补偿晚上的睡眠不足,使人的大脑及身体各个系统都得到放松与休息。其次,午睡对心情也有重要的调节作用,午后打盹可降低紧张度,缓解压力,每天午睡还可有效赶走抑郁情绪。最后,从人的能量消耗和补充平衡角度出发,午睡也很有益处。从清晨到中午,从中午到晚上入睡前,这两个时段都有七八个小时,身体的持续运作会让人体各部位的效能降低,午睡是有效的"充电"手段,小睡片刻换来的是下午工作的高效率。

那么,午睡多久最为合适呢?一般情况下,午睡时

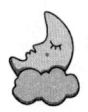

间在半小时到 1 小时最能起到上述的各种作用。由于人们的睡眠周期约为 1.5 小时，若睡眠时间较长，起床后会产生不适感，且如果午睡中深睡眠时间过长，可能会影响夜间的正常睡眠规律。

另外，关于午睡还有一些需要注意的小常识。要注意睡前不能吃太饱，也不能午饭后立即休息，此时会加重胃的消化负担，影响消化功能和吸收功能。一些上班族可能会趁中午的时间趴在办公桌上打盹，这种睡姿会减少大脑供血，让人睡醒后出现头昏、眼花等大脑缺血、缺氧的症状。青少年长期伏案午睡还会导致脊柱变形等重大问题。最理想的午睡姿势应该是平卧或侧卧。

专家提醒

近年来的一些研究表明，午睡可增强学习记忆能力，甚至对学龄前儿童的认知功能都有非常有益的影响[9]。因此，午睡对于学生成绩的提高也是非常重要的。

六、老年人养生食补不如觉补

睡眠与养生

随着工业化程度的加快，人们目前的平均睡眠时间比 90 年前少了 1.5 小时，而睡眠不足会使人提早衰老。睡眠不足的人每天的衰老进程是正常人的 4~5 倍。睡眠

是新陈代谢活动中重要的生理过程。长时间睡眠不足，身体的各器官得不到休息，会导致机体免疫力下降，加重各器官的负担，使器官提前进入衰老阶段，出现皮肤松弛、脱发、白发等表现。睡眠不足对女性的影响会更大。因而，良好的睡眠质量是长寿的关键。

中医学认为"劳则气耗"，意思是长期过度的劳累、疲乏可使人体精气大量消耗。而良好的睡眠能消除疲劳，恢复精力。此外，睡眠有利于保护大脑。睡眠不足者可表现出烦躁、激动或精神萎靡、注意力分散、记忆力减退等神经精神症状，长期缺少睡眠则可能导致幻觉。而大脑在睡眠状态中耗氧量大大减少，这无疑有利于脑细胞的能量贮存，尽早恢复精力，提高大脑的使用效率。随着大脑中枢神经功能的逐渐减弱，人体的衰老一天比一天严重，而睡眠质量的好坏又直接影响着大脑的中枢神经功能。

睡眠除了对大脑有重要的调节作用，对于身体的各个系统也都有影响。举例来说，心血管系统：一些原发性睡眠疾病（如阻塞性睡眠暂停综合征）常可诱发高血压，成为难治性高血压的重要病因之一，也可引起动脉粥样硬化和冠心病。消化系统：消化系统在睡眠过程中存在比较明显的改变，现代医学研究结果认为，睡眠不足或睡眠障碍导致大脑皮质功能失调，胃的自我修复能力下降，胃黏膜变薄，容易发生胃溃疡及浅表性胃炎[10]。免疫系统：美国医学教授威廉·德门特说："睡眠是抵御疾病的第一道防线。"他发现，凡是在凌晨3点钟起床的人,第二天的免疫力就会减弱,血液中有保护作用的细胞也会减少 1/3。关于睡眠紊乱与其他疾病的关系在后续章节中会具体阐述。

人的一生中,觉醒和睡眠就像白天和黑夜一样交替进行,构成了生活的基本节律。人们一定要重视睡眠,想方设法睡好觉,只有这样,才能避免过早衰老,达到养生的效果。因此,我国民间流传的"吃人参不如睡五更"这句话是很有道理的。

专家提醒

对于老年人来说,适当的运动能有效帮助老年人入睡。每天步行,甚至只是一些伸展运动,均对改善睡眠有积极的效果。当然,运动强度要适量,注意循序渐进。

七、做梦有助于创造力

做梦与创造力

做梦,是人睡眠中自然出现的一个过程,是比较正常的自然现象。在睡眠过程中,大脑仍然会接受外界来源的刺激信息,这些信息进入大脑后会唤醒一些细胞群,从而人们便有了做梦的体验。如果早上醒来的时候恰好在做梦,就会清晰地记得梦境;而如果醒来时没有在做梦,则醒后感觉自己可能做过梦但不记得梦境

内容。

　　有人会认为做梦影响睡眠，不是好事。其实不然。做梦并能够回忆梦境并不能说明睡眠不深或者睡得不好。相反，做梦对于人的机体正常活动、心理世界的平衡等多个方面都有不少好处。人在睡眠过程中，大脑情绪系统也在活动，做梦有助于调节负性情绪，使人第二天感到精力充沛，心情安适。另外，在睡眠的做梦阶段，大脑同样会对白天接受的信息进行处理和加工，对学习能力、记忆力都有改善作用，能阻止大脑对新知识的遗忘。有研究表明，人们在做一个行为任务时，经过睡眠后能更多地发现任务的潜在规律，激发人们的创造力[11]。

　　有些人在白天清醒状态下也会出现有情节的心理活动，称之为"白日梦"。虽然目前对于白日梦的了解还不甚清楚，但它也是一种放松心理和神经的有效方法，可使语言活动频繁的左脑稍事休息，让右脑发挥思维能力。

专家提醒

　　适当地做梦对身体有多种好处，但是如果经常做噩梦，则可能是多种疾病的预警信号。比如在疾病发作之前的一段时间内，身体就会以噩梦的形式发出预警。而且，噩梦还会加重心力衰竭、脑出血等疾病。出现这些情况时应及时就医。

八、睡眠可防癌

睡眠与肿瘤

美国癌症研究协会（AACR）调查发现，睡眠对癌症发病率有重要影响。他们研究调查了美国马里兰州的5968位女性发现，每晚睡眠时间少于7小时的女性比积极锻炼身体、睡眠更为充足的女性癌症发病率高47%[12]。

现在癌症的患病率逐年升高，与现代生活方式密切相关的睡眠不足是值得关注的因素。从过去几十年的发展趋势来看，人们的睡眠时间减少了1~2小时，原因包括因生活节奏加快、夜生活增多导致睡眠时间缩短，时差导致的睡眠节律紊乱，以及各种睡眠障碍（如失眠、打鼾）导致的睡眠质量降低。睡不好觉可不是件小事。失眠不仅仅影响美容、影响体形、影响情绪，更会加大多种慢性病发生的风险，特别是癌症的风险。现在乳腺癌患者越来越多，甲状腺癌患者越来越多，肺癌患者也越来越多，原因虽然复杂，但可能和不好好睡觉也颇有关系。流行病学调查显示，睡眠质量差的女性和睡眠状态正常的女性相比，患甲状腺癌的风险要高出44%以上[13]；夜班工作经历在30年以上的人，患乳腺癌的风险会增加[14]。数据分析还发现，除了乳腺癌以外，夜班人员的子宫内膜癌、肺癌、肠癌、淋巴癌等癌症的风险也有增加[15]。

为什么睡眠不足和癌症的发生有密切的关系呢？经常性睡眠不足6小时，会增大诱发癌症的概率。人体的健康与其自身的免疫力密切相关。而决定人体健康的一个很重要的因素就是睡眠。一方面，睡眠不足会造成生物钟紊乱，引起机体免疫力的明显降低；长期睡眠不足将导致免疫功能受损而使癌细胞容易逃脱免疫细胞的杀伤而癌变。另一方面，夜间灯光会破坏人体褪黑素的形成。褪黑素具有抗氧化能力，能预防体内氧化物对DNA造成损害，同时褪黑素还可以抑制另外一种激素——雌激素——的产生，而这种雌激素分泌紊乱能够促进某些肿瘤的生长和发展。总的来说，若缺少褪黑素，白血病、乳腺癌、前列腺癌等容易找上门。

所以，正确的睡眠方式能够预防机体组织遭到癌细胞的侵袭，而对于那些已经患上癌症的人来说，有规律地进行夜间睡眠与日间活动的交替，可以缓解病情并增强治疗效果。我们的祖先早有"日出而作，日落而息"的习惯，这也是人们自然的生活规律。中医也认为，正常的睡眠能保证人体气血的正常运行以及五脏六腑功能的协调。充足而优质的睡眠使人保持头脑清醒，有充沛的精力投入到学习、工作和劳动中，使人远离癌症、保持健康。

专家提醒

虽然睡得好可防癌，但是睡眠并不是越多越好。大规模人群调查显示，癌症死亡率最低的是那些每天睡眠时间在 7～8 小时的人群[16]。若睡眠时间在 8～9 小时，癌症死亡率在男性中会增加 16%，在女性中会增加 23%；要是睡 9 小时以上，则男性癌症死亡率会增加 28%，女性癌症死亡率也会相应增加。如果有过度嗜睡的情况，需要引起注意。

九、睡眠减肥好方法

睡眠与肥胖

肥胖在一般情况下是指体内脂肪细胞的体积和细胞数增加导致体脂占体重的百分比异常增高的情况。目前常用的指标为体重指数（BMI），是国际上衡量人体胖瘦程度以及是否健康的一个标准。大家可以自行计算，BMI = 体重（kg）/身高（m）^{2}。BMI<18.5 kg·m^{-2} 者，为体重过低；在 18.5～23.9 kg·m^{-2} 者，为体重正常；≥24 kg·m^{-2} 者，为超重；≥28 kg·m^{-2} 者，为肥胖。

肥胖的原因有很多，例如遗传因素、社会环境因素、心理因素以及与运动有关的因素等等。而睡眠不足，也是其中一个非常重要的原因。大量的流行病学调查显示，睡眠缺乏和肥胖之间有很高的相关性[17]。与每天睡 8 小时相比，每天睡 5 小时以下的人，患肥胖症的概率会增加 50%。睡眠不足容易导致人体胰岛素分泌过多，机体对胰岛素的敏感度下降。胰岛素功能出现异常增长时，则会使人体变得肥胖。另外，睡眠不足会引起多个基因表达发生变化，其中就包括代谢相关基因，因而对碳水化合物代谢产生负面作用，增加患糖尿病的风险。而且，睡眠不足会增加日常的皮质醇水平。如果皮质醇水平过高，则会破坏健康的肌肉和骨骼，并且减缓其康复和再生的过程。缺乏睡眠也会使与食欲相关的激素［如食欲刺激素（胃饥饿素）和瘦蛋白］发生改变，从而增加过度饮食的可能性。数据显示，缺乏睡眠会增加能量和脂肪的摄入[18]。如果缺乏睡眠持续时间较长，而且人不运动的话，很容易导致肥胖症。

那如何改善这一问题呢？在肥胖问题上，除了饮食和运动，另一个不容忽视的问题就是能否有较好的睡眠质量。睡觉减肥，主要是通过睡眠时间和睡眠质量来影响激素的分泌，促进脂肪的分解，刺激生长激素的分泌，进而指导身体把脂肪转化为能量。现代忙碌的生活让人们越来越忽略睡眠的重要性，这样不仅不利于你的健康，也是增加你身上肥肉的元凶之一。

专家提醒

研究表明，缺乏睡眠后，人看到食物时大脑的反应会与平时不同[19]，大脑皮质对皮质下结构所产生冲动的控制能力减弱，此时给人看含高脂肪食物的图片，大脑活动显著增加，食量增大，而代谢功能又较差，因而缺乏睡眠在多个方面均可能导致肥胖。

十、睡好心情好

睡眠与情绪

现代人生活节奏快、生存压力大，或多或少会带点情绪，尤其是那些初入职场、对前途满怀希望的年轻人。通常，人们潜意识里总是认为情绪低落会导致失眠。但事实上，与人们所想的正好相反。心理学家认为，睡眠不足会严重影响人的情绪，使人无精打采、心情烦躁，甚至可能导致抑郁的症状。对于青少年来说，睡眠的影响就更大了，直接影响到他们的生长发育、性格和脾气等的形成。

当人们专注于某件事时，若被打断就会产生负面情绪。研究人员发现，睡眠不足会将这种负面情绪放大，使人容易暴躁[20]。睡眠不足也会使得人们判断能力变差且行事冲动，如不良的饮食、过度的消费、做事不考虑后果等情绪问题。

为什么睡眠不好的人难以调整自己的情绪呢？我们的情绪控制与大脑中的一个叫杏仁核的区域有关。在充足睡眠后，健康大脑中各个部分的细胞会更新，其中就包括杏仁核。细胞更新的作用就是让大脑各功能区能更高效地完成工作。可是，当睡眠不足时，由于杏仁核的细胞无法正常更新，使这一区域无法正常工作，导致人控制情绪的能力减弱。数据显示，一个人在睡眠充足和

睡眠不足的情况下，若受到相同的情绪刺激，后者的反应会比前者更强烈[21]。另外，睡眠影响情绪与一种叫皮质醇的激素有关。在压力状态下的身体需要皮质醇来维持正常生理功能；如果没有皮质醇，身体将无法对压力做出有效反应。正常情况下，身体能很好地控制皮质醇的分泌和调节血液中皮质醇的含量，但并不总是如此。如果皮质醇水平长期维持在一个很高的水平上，人就会变得易怒，同时攻击行为会增加。

然而，一个晚上的糟糕睡眠不仅影响到自己的情绪，它还会阻碍自己正确解读他人情绪的能力，而这种损害会对我们在社会中的人际交往造成较大影响。研究发现，睡眠不足会削弱我们解读面部表情的能力[22]，而这是情商的一个重要组成部分。无论对于医学工作者、军队人员还是初为父母的人来说，精确辨识情绪的能力非常关键。此外在有充足睡眠的情况下，快速眼动睡眠期——睡眠周期中和做梦相关的一个时期，通常发生在清晨——的总量和识别情绪的能力呈正相关，这表明做梦也许在情商中扮演了重要角色。

专家提醒

良好的睡眠过程相当于一次电脑的重启，对于身体和心灵都是一次全新的调整。拥有优质睡眠，可帮助人们远离焦虑、抑郁等负性情绪。

参考文献

[1] Irwin M, Mascovich A, Gillin J C, et al. Partial sleep deprivation reduces natural killer cell activity in humans. Psychosomatic Medicine, 1994, 56 (6): 493-498.

[2] Irwin M R, Olmstead R, Carroll J E. Sleep Disturbance, Sleep Duration, and Inflammation: A Systematic Review and Meta-Analysis of Cohort Studies and Experimental Sleep Deprivation. Biological Psychiatry, 2015, 80 (1): 40-52.

[3] Sundelin T, Lekander M, Kecklund G, et al. Cues of Fatigue: Effects of Sleep Deprivation on Facial Appearance. Sleep, 2013, 36 (9): 1355-1360.

[4] Diekelmann S, Born J. The memory function of sleep. Nature Reviews Neuroscience, 2010, 11 (2): 114-126.

[5] Ashworth A, Hill C M, Karmiloff-Smith A, et al. Sleep enhances memory consolidation in children. Journal of Sleep Research, 2014, 23 (3): 302-308.

[6] Stickgold R, Walker M P. Sleep-dependent memory triage: evolving generalization through selective processing. Nature Neuroscience, 2013, 16 (2): 139-145.

[7] Rasch B, Büchel C, Gais S, et al. Odor cues during slow-wave sleep prompt declarative memory consolidation. Science, 2007, 315 (5817): 1426-1429.

[8] Schreiner T, Rasch B. Boosting Vocabulary Learning by Verbal Cueing During Sleep. Cerebral Cortex, 2015, 25 (11): 4169-4179.

[9] Kurdziel L, Duclos K, Spencer R M. Sleep spindles in midday naps enhance learning in preschool children. Proceedings of the National Academy of Sciences of the United States of America, 2013, 110 (43): 17267-17272.

[10] Elsenbruch S, Orr WC, Harnish MJ, et al. Disruption of normal gastric myoelectric functioning by sleep. Sleep, 1999, 22 (4): 453-458.

[11] Wagner U, Gais S, Haider H, et al. Sleep inspires insight. Nature, 2004, 427 (6972): 352-355.

[12] 充足睡眠有助女性远离癌症. 抗癌, 2008, (4): 47.

[13] Luo J, Sands M, Wactawski-Wende J, Song Y, Margolis KL. Sleep disturbance and incidence of thyroid cancer in postmenopausal women the Women's Health Initiative. Am J Epidemiol, 2013, 177 (1): 42-49.

[14] Menegaux F, Truong T, Anger A, et al. Night work and breast cancer: a population-based case-control study in France (the CECILE study). Int J Cancer, 2013, 132 (4): 924-931.

[15] 陈玉恒, 李倩, 代敏, 等. 倒班与癌症的流行病学研究进展. 中华预防医学杂志, 2011, 45 (7): 653-656.

[16] Ma QQ, Yao Q, Lin L, et al. Sleep duration and total cancer mortality: a meta-analysis of prospective studies. Sleep Med, 2016, s27-28: 39-44.

[17] Beccuti G1, Pannain S. Sleep and obesity. Curr Opin Clin Nutr Metab Care, 2011, 14 (4): 402-412.

[18] Markwald RR, Melanson EL, Smith MR, et al. Impact of insufficient sleep on total daily energy expenditure, food intake, and weight gain. Proc Natl Acad Sci USA, 2013, 110 (14): 5695-5700.

[19] Greer SM, Goldstein AN, Walker MP. The impact of sleep deprivation on food desire in the human brain. Nat Commun, 2013, 4 (4): 2259.

[20] Motomura Y, Kitamura S, Oba K, et al. Sleep debt elicits negative emotional reaction through diminished amygdala-anterior cingulate functional connectivity. PLos One, 2013, 8 (2): e56578.

[21] Motomura Y, Kitamura S, Oba K, et al. Sleepiness induced by sleep-debt enhanced amygdala activity for subliminal signals of fear. BMC Neurosci, 2014, 15 (1): 97.

[22] Helm E, Gujar N, Walker MP. Sleep deprivation impairs the accurate recognition of human emotions. Sleep, 2010, 33 (3): 335-342.

(艾思志 陈洁 时杰)

第三章 影响睡眠的不利因素

一、噪声——睡眠的"克星"

案例分享

生活在北京东城区的市民刘先生一直独居,喜好安静,平时睡眠状况良好。最近刘先生家楼下开了一家 KTV,此后每天深夜时,他总是在睡梦中被楼下传来的阵阵刺耳的歌声吵醒,在床上辗转反侧,再也无法入眠,直到天亮。白天他的精神越来越差,昏昏欲睡,甚至有一次在开车外出时打盹,险些酿成重大交通事故。

噪声与睡眠

噪声的不良刺激会严重影响睡眠质量,造成人白天疲倦,并会导致头晕、头痛、多梦、记忆力减退、注意力减退等神经精神症状,以及恶心、胃痛、腹胀、食欲缺乏等消化道症状。更为危险的是,噪声会使人的肾上腺素分泌增多,心跳加快,血压上升,增加睡眠中猝死的可能性。长期、连续的噪声可以使人多梦,并减少深

睡眠时间；突发的噪声可以使人惊醒。目前，一般认为噪声超过50分贝就会影响睡眠。

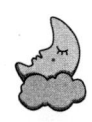

KTV应密闭声源，建造隔声墙，防止噪声向外传播。居民卧室的窗户最好是双层防噪声玻璃，睡觉时可关闭门窗，但应在睡前先开窗通风，这样大脑供氧充分，才可保证睡眠质量。还可使用较厚的窗帘。目前，很多窗帘具有吸音、隔音和隔光功能，在一定程度上可以降低噪声。家具多选用木质，因为木质家具有多孔性纤维的特征，能吸收部分噪声。国家环境保护部《社会生活环境噪声排放标准》明确规定，医院病房、住宅卧室、宾馆客房等以休息睡眠为主、需要保证安静的房间，夜间（22：00至次日6：00）噪声不得超过30分贝，白天（6：00至22：00）不得超过40分贝。

专家提醒

长期在噪声严重的环境中工作、生活的人应及时、适量地补充一些蛋白质和富含维生素B的食物。噪声可使人体中的某些氨基酸和维生素B的消耗量增加，从而造成人体生理平衡的失调。补充适量的氨基酸和维生素，可使人体对噪声的耐受能力增强。另外，可考虑在耳朵处加塞隔音装置，如防噪声的耳塞，可以降低噪声传入人耳的分贝数。

二、吸烟有害睡眠

案例分享

赵先生是位老烟民，平均每天要吸 20 支烟。近半年来，睡眠问题让赵先生非常苦恼。他入睡困难，即使睡着了，睡眠也很浅，容易被外界细微的声响吵醒，而且经常出现头痛、头晕。睡不着时，赵先生就起床点燃香烟，一支接一支地抽，结果头晕和头痛更严重了，更加无法入睡，有时候直到黎明才能睡一会儿。他白天上班时感觉浑身乏力、无精打采，很是烦恼。

吸烟与睡眠

吸烟会对人的睡眠质量造成非常大的影响。吸烟的人常常感到烦躁不安，深度睡眠的时间减少。睡眠时，吸烟者比不吸烟者大脑活跃程度更高，因此吸烟者睡眠不佳。烟草中的尼古丁会导致吸烟者难以入睡，可以破坏正常的睡眠周期，导致睡眠结构片段化，其特征是：快波睡眠和慢波睡眠的自然循环周期被打断，形成睡眠碎片，人更容易觉醒，白天会感到体力和精力未完全恢复，活动能力减弱，因此吸烟者容易出现白天过度思睡及早晨醒来较为困难等情况。尼古丁会导致心率加快、血压升高，引起脑电波改变，还会增加血液中某些激素的含量，扰乱睡眠。很多抽烟的人甚至会在半夜睡觉的时候爬起来，抽一根，这样做的结果就是感觉脑袋昏沉沉的，再也睡不着了，这是由尼古丁对大脑造成了某种影响所致。

烟草中含有4000多种化学成分，对呼吸道有着极其恶劣的影响，而且其中的50多种成分会导致癌症。"二手烟"同样会造成大范围的影响。例如，若在家里抽烟，烟雾弥漫整间屋子，此时室内空气中的毒素是普通室内的120多倍，导致全家受害。烟雾浓度很高，甚至会导致支气管炎和哮喘。吸烟者，晚上更容易打鼾或者出现睡眠呼吸暂停综合征，甚至比肥胖导致打鼾的风险更高。吸烟或者被动吸烟均会引起呼吸道过敏、发炎，从而导致呼吸道阻塞。由于睡眠呼吸暂停，肺部氧气交换减少了，易发生低氧血症、高碳酸血症及呼吸性酸中毒。

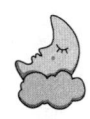

第三章 影响睡眠的不利因素

专家提醒

吸烟与睡眠障碍之间是相互影响的恶性循环过程，吸烟引起睡眠障碍，睡眠障碍导致疲劳、抑郁、认知能力受损、工作效率下降等类似尼古丁戒断的症状，这些症状又促使吸烟者需要依赖更多烟草的刺激来提神，从而陷入恶性循环。无论对于自身还是他人，吸烟都是一种不好的行为。因此，为了自己和家人的睡眠质量，戒烟势在必行。

三、酒精不是"安眠液"

案例分享

王先生曾是一名机床厂工人,去年退休后在家中无所事事,逐渐养成饮酒的习惯,尤其是晚饭后,每天需要喝二两北京二锅头来助眠。他逢人就说:"喝酒后晕晕乎乎,睡得香。"但是,近2个月以来,王先生经常在后半夜醒来,断断续续地入睡,总做梦,而且白天犯困,体力和精力大不如前。

饮酒与睡眠

摄入酒精的最初反应是诱导睡眠,然而随之而来的是频繁的觉醒和睡眠的断断续续。喝酒有一定的催眠作用,不少人喜欢在睡前喝点酒,以为能有助于睡眠,甚至有的失眠者还以此作为治疗失眠的手段。其实,这是一种误解。大概10个慢性失眠者中,就有1个是酒精惹的祸。睡前喝酒虽能缩短入睡时间,但可导致睡眠变浅,浅睡眠时间延长,中途觉醒数也增多,使睡眠变得断断续续。可以看出,酒精的作用是先使人昏沉欲睡,表面上似乎对睡眠有益,但实际上却可能干扰睡眠。到了后半夜,酒精的作用逐渐消失后,就会引起失眠与多梦,使总的睡眠质量下降。所以,睡前喝酒并不能增加总的睡眠时间,反而有可能使睡眠变浅,不利于睡眠。

酒精依赖性睡眠障碍是指将乙醇（酒精）作为镇静剂使用，由于持续摄入酒精而引起的睡眠障碍。本病的产生与酒精滥用导致的耐受性、依赖性和戒断症状有关。这种方法在开始阶段可能改善入睡状况，但持续饮酒一段时间以后，由于产生了耐受性，酒精对于睡眠的诱导作用随之减弱，此时就会产生通常不易被观察到的戒断症状。患者常在睡梦中突然醒来，出现出汗、头痛和口干，这些提示患者有轻度的脱水和酒精戒断症状。如果突然停止饮酒，会产生严重失眠。

专家提醒

借酒来医治失眠，只能收获一时之效，绝不是长远的办法，如果因此养成嗜酒的习惯，更是得不偿失。睡眠不良者，在上床睡觉前4～6小时内不宜饮酒。睡眠正常的人，用餐时的一杯鸡尾酒或葡萄酒在体内持续时间不会太长，不一定会对睡眠产生不利影响。酒精依赖性睡眠障碍的治疗原则是：首先治疗酒精依赖，包括采取以戒酒为主的各种手段，其次再对睡眠等相关障碍进行对症治疗。

四、咖啡虽香，适量最好

案例分享

50岁的美籍华人李女士在美国生活工作近20年，一直有喝咖啡的习惯。一年前她来北京工作，由于公司业务繁忙，中午午休的习惯被打破，只好靠喝咖啡来振奋精神，以获得良好的工作状态。但很快她发现，晚上入睡变得很困难。白天精神也很差，她只好喝更多的咖啡，结果不但无法维持充沛的精力，而且晚上的失眠变得更加严重。她的生活和工作都受到了严重影响。李女士去医院咨询后才得知，原来咖啡中的咖啡因是罪魁祸首。她接受医生的建议，改变了自己下午喝咖啡的习惯，经过一段时间的调整，良好的睡眠又恢复了。

咖啡因与睡眠

咖啡因在体内的半衰期大约为 6 小时，这意味着如果一个人在下午 3 点喝一杯含有 200 毫克咖啡因的咖啡，到晚上 9 点时仍然有大约 100 毫克咖啡因留在体内。此时，也许可以入睡，但深度睡眠会受到严重影响，第二天感到精神状况更加糟糕，因此刚起床就立刻需要摄入咖啡因，这样日复一日，周而复始，形成恶性循环。同时，机体可能对咖啡因产生依赖，如果你经常大量饮用含咖啡因的饮料，请逐渐减量，否则会感觉头痛、烦躁和劳累等戒断症状。

人体摄入过多咖啡因时甚至可以导致咖啡因中毒，其症状是烦躁、紧张、刺激感、失眠、面红、多尿和消化道不适。有些人在每天服用 250 毫克以上咖啡因时，就会有上述症状；每天多于 1 克，可以导致痉挛、心动

过速和心理运动性躁动（又称精神运动性激越）。

专家提醒

建议大家在日常工作、学习以及饮食中要多加注意，尽量不要过度饮用或食用含有咖啡因或其他含有刺激性物质的食品，尽情享受宝贵而美妙的夜晚时间，不要体力透支。如需饮用咖啡，每天最好不要超过3杯，晚上5点或6点左右减少此类饮品的饮用。要注意巧克力和某些感冒药也含有一定剂量的咖啡因。

五、"压力山大"睡不好

案例分享

小林是北京某软件公司的一名计算机工程师。目前，公司正处于飞速发展阶段。不知怎么回事，近几个月他总是睡不好，心情也越来越糟。他夜里总是睡不踏实，半夜有时还会惊醒，醒后脑海中总会闪现生活或工作的杂乱片段，很难再次入睡。他总是担心睡不好会影响第二天的工作，但越是担心越是睡不着，白天注意力没办法很好地集中，工作效率下降，晚上更是睡不着，如此反复，形成了恶性循环。

压力与睡眠

在现代生活中，人们的生活节奏越来越快，每天一起床就必须面对形形色色的竞争，必须面对越来越高涨的房价，必须面对居高不下的物价和不断贬值的货币。由此，除了某些人患有生理疾病而导致失眠外，许多生活在竞争越来越激烈的环境中的人，逐渐或多或少地陷入睡眠障碍之中，而导致人们睡眠质量普遍下降的主要原因，除了某些人患有生理疾病外，绝大部分是因为人们每天都在承受越来越沉重的心理压力。

从生理角度讲，当人感受到压力时，肾上腺素含量立即升高，这会给神经系统带来极大刺激，人的敏捷程度和肌肉张力都立即增加，心率加快，血压升高，警觉性增高，入睡时间延长，睡眠中容易觉醒。长期处于较大压力状态会引起人的睡眠不正常，不利于代谢正常化及饮食控制，容易肥胖。若每天只睡 4 小时，食欲刺激素（胃饥饿素）的分泌量增加，食量增加，代谢易出现异常，因而容易导致肥胖。

▋专家提醒

睡前不要进行紧张的脑力劳动，避免剧烈的运动或体力劳动，取而代之的应该是在户外散步。如果自己觉得心理压力过大，可以去看心理医生，寻找解脱的良策。当遇到不如意的事情时，可以通过运动、读小说、听音乐、看电影、看电视、找朋友倾诉等方式来宣泄自己不愉快的情绪，也可以找适当的场合大声喊叫或者痛哭一场。

六、"过劳"其实睡不香

▍案例分享

有人认为晚上睡不香是身体"不够累",所以"筋疲力尽"时才睡得最香。

▍过劳不利于睡眠

白天累一些,晚上就能睡好,这是一些人对于晚上入睡困难时如何提高睡眠质量的错误认识。人在白天工作学习时,为应对压力,机体处于应激状态,分泌的大量肾上腺素使机体处于亢奋状态。如果在睡觉前仍处于紧张的工作状态,即使身体已经筋疲力尽,但是大脑仍处于兴奋状态,睡眠质量会受到影响,从而导致睡眠变浅,夜间容易醒来。轻度疲劳可促进入眠,但过度疲劳则会让大脑处于兴奋状态,妨碍入眠。

▍专家提醒

建议睡前停止高强度的体力和脑力活动,做好入睡准备:可看几页喜欢的书,或者在睡前1小时做肢体拉伸运动来放松四肢肌肉,再泡个温水澡,可舒缓身心,松弛神经,有助于入眠。

七、开灯睡觉是坏习惯

案例分享

有些儿童甚至成年人存在开灯睡觉的习惯,但每天总感觉睡眠很浅。这是为什么呢?

开灯睡觉的危害

开灯睡觉是一种不良习惯,实质上是人对黑暗的恐惧的表现。这种对黑暗的恐惧多数是由于人们从幼年期开始经常听一些恐怖的故事,久而久之,便将恐怖故事与黑暗联系在一起,形成了对灯光的依赖,导致不敢关灯睡觉。这是开灯睡觉的一个主要原因。

人处在睡眠状态时,虽然眼睛紧闭,但仍能感知外界光线。当灯光直射眼睛的时候,人会感觉心神不宁,即使闭上双眼,也很难进入睡眠状态。即使已进入睡眠状态,也只能是浅睡眠,很容易惊醒,导致睡眠质量下降。在睡觉时开灯会抑制人体褪黑素的分泌,扰乱正常的睡眠周期。当夜间人们进入睡眠状态时,大脑会分泌褪黑素,褪黑素的分泌在深夜11点至次日凌晨最为旺盛,随后逐渐降低。褪黑素可以抑制人体交感神经的兴奋性,使血压下降,心跳速度减慢,心脏得到休息,增强机体的免疫力,消除疲劳。然而,分泌褪黑素的腺体

——松果体——对光线十分敏感。光线的刺激会直接抑制松果体分泌褪黑素。

专家提醒

一定要改掉睡觉时开灯这个坏习惯，良好的睡眠能让我们在白天拥有充沛的精力，更有利于我们的身体健康，为了您和家人的健康，建议睡眠时关灯。

八、别让手机偷走你的梦

案例分享

许多人喜欢在床上玩手机，刷微博、聊微信、看视频等等。在被窝里玩手机，虽然是一件很惬意的事情，但是对睡眠的影响却很大。

睡前玩手机的危害

睡前玩手机的习惯，使得床从一个睡眠场所变成了一个娱乐场所，导致很多人见到床就兴奋而无法产生睡意，从而睡眠的时间被机械性地推迟并缩短了。然而，这一坏习惯对睡眠的影响远不止于此，手机产生的"人造光"会抑制褪黑素的分泌，导致人们睡眠时间延迟，睡眠节律被打乱，整晚睡眠时相被扰乱。在床上使用手机等发光的电子产品 1 小时以上会大大减少人体生成褪黑素的总量。一旦褪黑素的分泌受到抑制，睡眠周期就会受到直接影响，进而干扰睡眠质量。久而久之，手机在无形中占用了我们大量的睡眠时间。

此外，睡前玩手机还会对人体造成其他损害，例如：长期卧床时使用手机，颈部处于慢性充血状态，久而久之容易压迫椎动脉而诱发颈椎病，造成慢性劳损；长期侧卧使用手机会造成左右眼睛视力偏差，枕头对眼睛的压迫造成眼睛供血不足而影响视力；手机信号辐射还会对皮肤、大脑等多个器官形成慢性损伤。

专家提醒

睡前玩手机或平板电脑等发光的电子产品，会影响交感神经系统和肾上腺素分泌，打乱生理周期，降低睡眠质量，还会诱发颈椎疾病以及视力损伤。如何降低晚上睡前玩手机的危害？①手机灯光调至最暗，②最好采用仰卧位，③不要采用侧卧位，④玩手机不要超 1.5 小时，⑤手机调到夜间模式。睡前玩手机百害而无一利，因此为了我们的睡眠质量和身体健康，请勿"与手机共眠"。

九、电视不是睡眠的好伴侣

案例分享

很多人习惯工作一天回到家后看电视，直到深夜才入睡，第二天醒来往往精神不足。这是为什么呢？

睡前久看电视对睡眠的影响

睡前久看电视的危害主要有两个方面：①干扰人体生物节律，直接影响睡眠；②导致颈椎损伤，间接影响睡眠。

人类自古拥有日出而作，日落而息的生活规律。然而，随着科技的发展，电子产品的普及，人们的睡眠受到了"人造光"的影响，电视就是其中一种人造光的来源。光线与睡眠存在着密切的联系。人体内存在通过感知明暗来调控与睡眠有关的激素调节系统。褪黑素就是其中一种激素。人眼的感光系统感应到光线中的蓝光或绿光时，褪黑素的分泌会受到抑制，进而影响睡眠。褪黑素主要是由松果体分泌，少部分也可在视网膜中产生。褪黑素的分泌主要受到光线的调节。松果体的分泌功能存在明显的节律性，导致褪黑素在体内呈现昼夜波动的规律变化。黑暗刺激松果体合成和分泌褪黑素，夜晚为分泌高峰期。光线由视网膜经颈上交感神经和视交叉上核传入。光线刺激视网膜感受强光，通过下丘脑投射抑制视交叉上核，导致褪黑素合成减少。因此，睡前看电视不利于睡眠。

许多人习惯采用高枕位躺在床上看电视。殊不知高枕位看电视时，头部前屈，增大下位颈椎的受力；长时间牵拉颈椎会导致颈椎曲线前凸日渐减小、变直甚至反

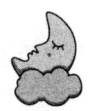

弓。颈椎反弓是构成颈椎病最常见的病理基础。

专家提醒

要严格控制晚上睡前看电视的时间，不要超过1小时；不要以高枕位或半卧位等不良姿势看电视，最好采用正常的坐姿。

十、睡前锻炼要适度

案例分享

陈先生是上班族，希望通过运动来改善睡眠，但是白天没时间做运动，下班又很晚，只能在睡前去公园跑几圈。他认为，累一点，就能尽快入睡。没想到，锻炼后，身体确实疲劳了，但大脑却更清醒了。

运动与睡眠

经常参加运动者比不运动者入睡快、睡得深、睡眠时间长，白天也很少有疲劳感。经常运动的老年人睡眠质量明显高于不运动的老年人，前者表现为入睡时间短，睡眠时间长。运动还可以促进身体升温，提高中枢神经系统的核心温度，从而使人更容易进入深睡眠。此外，运动能提高身体的耗氧量，减轻心理压力，减少白天工作中的紧张和焦虑情绪，从而提高睡眠质量，轻松睡个好觉。

不同的运动时间和运动强度对睡眠的影响各有不同。下午和傍晚适度进行体育锻炼，有助于改善睡眠。如果晚上10～11点上床睡觉的话，最好在晚上8～9点或更早时进行运动，因为运动后的身体需要时间来恢复平静。就运动强度而言，因人而异。有些人只喜欢简单轻松的运动，比如慢跑，身体微微出汗就行。有些人喜欢中等强度的运动，这样感觉才容易入睡，睡得香甜。这都是由人的个体差异造成的。每个人可以通过试验来确定最适合自己的运动强度，让自己感觉舒服即可，不可过度运动而伤身。运动至筋疲力尽换来的睡眠是没有质量的。

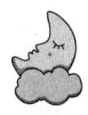

专家提醒

适量运动对睡眠有益，但是睡前过度剧烈运动则会降低睡眠质量。入睡前2小时，应该避免做剧烈运动；剧烈运动导致大量出汗，睡前肢体处于兴奋状态，体温过高，都会降低睡眠质量。睡前可以通过按摩、做瑜伽等方式放松肌肉，促进睡眠。

十一、夜宵伤睡眠

案例分享

李先生最近经常加班到深夜，回家睡觉前总会吃夜

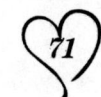

宵,有时跟同事一起吃烧烤、喝啤酒,有时自己吃碗泡面。但最近李先生总感觉肠胃不舒服,睡前腹胀、反酸、打嗝,严重影响晚上睡眠。李先生很担心也很困惑,不知道自己该不该戒掉吃夜宵的习惯,或者选择一些不太影响睡眠的食物,可是又不知道吃哪些食物比较合适。

夜宵与睡眠

夜宵,是指晚餐之后再摄入的食物。快节奏的城市人,经常在紧张工作之余,晚上出来放松一下,这是一种舒缓压力、享受生活的不错选择,但不少人还有吃夜宵的习惯,晚上大吃大喝,尤其在进食油炸物、比萨、各式零食、辛辣食物等食物时,不仅难以消化,延缓胃排空时间,甚至引起胃肠不适,影响夜间睡眠质量,进而影响第二天的生活和工作。长此以往,将导致体重增加、营养代谢失衡,有重大的健康隐患。

专家提醒

传统中医认为"胃不和,则寐难安"。肠胃舒服、和顺,才能保证优质睡眠。人体有规律的生物钟。日落后,我们的身体开始逐渐进入休整调养及疲劳恢复的阶段,肠胃功能减弱,代谢降低,如果此时吃热量高、不易消化的食物,如油炸、烧烤食品,无疑会加重消化道负担,而大脑的过度活跃则使人睡眠不安,甚至导致失眠,长此以往易导致脂肪肝、胃肠疾病等。因此,建议睡前2小时内不要吃东西,以免导致胃酸分泌增加,给身体带来不适。若熬夜加班到很晚,临睡前感觉特别饿,可选择清淡饮食,适当补充能量即可。面包片和粥是比较好的选择,可在粥中加入桂圆、莲子、百合、大枣等安神的食物,另外还可选择低脂的酸奶、豆浆、燕麦片、水果、青菜、土豆、西红柿等,品种可多样,但量一定要小,尽量达到"七分饱"即可,夜宵占全天进食的份额不要超过五分之一。

十二、情绪不畅难安眠

案例分享

王女士最近体检发现乳腺有硬结,但不知道是良性还是恶性,因此她十分担心、紧张,经常魂不守舍。她最近工作又比较忙,白天一直赶项目,压力比较大,晚上回家后感觉身体很疲惫。每次想起乳腺一事,她甚是恐慌、焦虑,情绪很低落,禁不住回想自己生活的艰难和不如意,常常暗自叹息,睡眠质量严重下降,以致白天昏昏欲睡、精神差,痛苦不堪。

情绪优眠

人类一生约三分之一的时间用于睡眠,睡眠的好坏和一个人的精力、体力、情绪、注意力等状况密切相关。睡眠和不良情绪之间存在互为因果关系。焦虑、担心、愤怒、烦躁、抑郁或兴奋都会影响睡眠，而失眠又会反过来加重不良情绪，影响人的工作和生活。生活中，影响睡眠的坏情绪多数跟工作或学习压力大、家庭不和睦、躯体健康状况差等负性生活事件有关。尤其是当敏感、不善表达、自我调节水平差的易感人群出现坏情绪时，更容易出现失眠的问题。

专家提醒

情绪不畅导致失眠是常见的现象，切不可自暴自弃、悲观失望，应直面问题，积极有建设性地解决问题。首先，找出情绪不畅的原因，是否由不良生活事件所引起。若是，则想办法解决，如积极治疗躯体疾病、调整工作节奏、管理好时间等。其次，自我调节不良情绪，尽量做到坦然面对生活中的不如意，抱着接纳、宽容的心态去看待一切。再次，采用适当的方法来调节情绪：①向好朋友倾诉，将情绪发泄出来是很好的缓解方式。②露天运动也是有效的方法，如跑步、骑自行车、散步、游泳等，这些运动可加速心跳，加快血液循环，改善人体的呼吸，有助于释放压力。建议每周运动3~5次，每次至少20分钟效果更佳。③学会运用色彩缓解不良情绪，例如烦恼和生气时，应避开红色；情绪消沉时，应避开黑色或深蓝色；可选择中性色调来缓解焦虑和紧张。

④通过音乐调节情绪也是很好的方法。⑤乐于助人不但可以帮助他人，还可愉悦自己，有利于将自己从压抑的情绪中摆脱出来。想要过得快乐很简单，每天早上出门前，不妨对着镜子笑一笑，告诉自己我今天很快乐。最后，如果情绪实在糟糕，睡眠问题严重，建议到医院咨询专家是否需要进行心理治疗或服用相应药物来帮助改善睡眠及情绪。

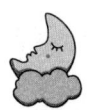

十三、不冷不热睡得香

案例分享

"武汉的夏天让人太难受啦，中午在教室里午睡，空调温度开得太低，冷得让人直打哆嗦、很难得到休息；而寝室没有空调，晚上太热，让人难以入睡；好不容易睡着了，可我背上都是汗，我又被热醒了。"武汉某所高等院校的学生在"豆瓣论坛"上说出了酷暑让人难以入睡的苦恼。该大学生马上要面临考试，不适宜的寝室温度对他的睡眠质量造成了影响，因而还影响了他白天的复习进度。理想的卧室温度应该是多少最适宜呢？

卧室温度与睡眠

适宜的卧室温度与人的主观感觉有关，太热或太冷都会影响人的睡眠质量。太热易让人半夜感觉身心烦躁

而入睡困难，时常翻身或醒来；太冷易让人手脚冰凉而难以入睡或者半夜醒来。因此，维持一个自感适宜的卧室温度对睡眠至关重要，正所谓"不冷不热睡得香"。

专家提醒

卧室的温度要维持在相对稳定的范围内，夏季舒适的睡眠环境温度为23～26℃，其中以26℃为最佳睡眠环境温度；冬季舒适的睡眠环境温度为20～23℃，其中以23℃为最佳睡眠环境温度。当然，个体的舒适睡眠环境温度范围存在差异，自我感觉舒适即可。

十四、床好梦好

案例分享

66岁的王大爷一直习惯睡硬板床。但他女儿心疼年迈的父亲，担心他睡在硬床上不舒服，于是便特意去商城买了高级的席梦思床给他。不曾想，几周后，王大爷便开始明显感到腰酸背痛，浑身不适，咨询了医生后，得知原因竟然是高级的席梦思床太柔软。

在日常生活中，很多人习惯性地认为床还是软的好，"柔软"似乎成了床舒适的代名词。但是，老年人睡在过于柔软的床上，身体重量的压迫会使床形成中间低、周围高的形状，以至于影响腰椎正常的生理性弯曲，造成腰部肌肉、韧带的收缩、紧张及痉挛，从而出现腰酸背痛的症状。那么，我们该如何选择合适的床来提高睡眠质量呢？

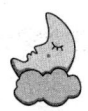

床对睡眠的影响

人一生中约有三分之一的时间是在床上度过的，可见床对我们至关重要。然而，太硬的床会使人全身肌肉压力增加，夜间不得不时常翻身，让人难以安睡；太软的床，无论是仰卧还是侧卧，都会使人身体受压部位下沉，造成脊柱的弯曲或扭转，改变人体正常的脊柱生理性弯曲，此外因相关的肌肉、韧带张力过大，以至于让人得不到充分的放松和休息，久而久之会引起腰酸背痛。

俗话说："床好梦好。"舒适的床有利于放松肌肉和解除疲劳，使全身得到休息，但又不过度改变脊柱的生理性弯曲。

专家提醒

16岁以下的青少年或60岁以上的老年人，由于脊椎发育不完全、骨质较疏松等原因，最好睡较硬的床垫。对于16～60岁的多数人群，睡柔软的弹簧床更健康、舒适。

床铺最适宜高度是略高于就寝者的膝盖。对于一般成年人来说，床铺高度在45～50厘米；床铺长度应长于

就寝者身高 20 厘米以上；床铺宽度，双人床应在 1.5 米左右，单人床应在 1 米左右。

十五、警惕"夺梦药丸"

案例分享

高中生小李的睡眠一直都很好，但最近经常在睡前感到兴奋、失眠，好不容易睡着了梦又特别多。马上就要高考了，睡眠问题和临近的考试让他压力很大，无奈之下他只好来到医院。医生仔细询问病史后了解到，小李之前感冒，有些咳嗽，怕病情加重会耽误高考，他在药店买了阿莫西林服用。医生知道病情后，给他调整了用药，不再使用阿莫西林。一周后电话随访，小李的咳嗽已经好了，睡眠也恢复正常了。

药物对睡眠的影响

俗话说："人吃五谷杂粮，难免一病。"得病之后需要尽早治疗，吃药就是难免的了。但是，每种药物在治疗疾病的同时都会或多或少有一些副作用，如影响人正常的睡眠。

1. 抗生素

当出现细菌感染性疾病的时候，合理使用抗生素可以对病因进行针对性治疗，但是有些抗生素可能会影响

神经系统的功能，例如阿莫西林等青霉素类，克拉霉素、阿奇霉素等大环内酯类，左氧氟沙星、环丙沙星、莫西沙星等喹诺酮类，头孢呋辛、头孢丙烯等头孢菌素类。有些人服用这些药物会出现兴奋、多梦、头痛、失眠等症状。

2. 抗病毒药

有些患者在使用一些抗病毒药（如金刚烷胺）预防或治疗流感时，可能会出现恶心、幻觉、头晕、噩梦等中枢神经系统的不良反应。

3. 抗高血压药

在抗高血压药中，普萘洛尔（心得安）、美托洛尔（倍他乐克）等β受体拮抗药会引起自主神经调节紊乱，使患者心率下降过快，导致心慌、气短等，从而会影响睡眠。高血压患者常用的螺内酯、呋塞米等利尿剂会引起夜间多尿，导致患者频繁起夜，从而影响睡眠的连续性。

4. 抗心律失常药物

索他洛尔、普罗帕酮等药物在治疗心律失常时可能会引起胸痛、心悸、心动过缓、呼吸困难、晕厥等，也可引起头痛、头晕、睡眠障碍。

5. 糖皮质激素

严重炎症反应或自身免疫性疾病患者常使用泼尼松等糖皮质激素类药物。患者在长期大量使用后可能会出现欣快感、激动、不安、谵妄、定向力障碍等，导致失眠。

6. 平喘药

有些哮喘患者在使用沙美特罗、特布他林等药物后

可能会出现感觉异常、睡眠障碍等症状。而其他平喘药（如麻黄碱、氨茶碱等）也能提高中枢神经系统的兴奋性，影响睡眠。

7. 镇静催眠药

很多患者在睡眠不好的时候都会向医生寻求一些所谓的"安眠药"。但使用苯二氮䓬类药物镇静催眠可能会引起睡眠结构改变，导致睡眠质量下降。

专家提醒

人们在得病之后，应到正规医院找专业的医生就诊。不要自己买药，尤其是根据亲朋好友或网上的所谓"经验"来自行配药。在服药的过程中若出现了不适症状，一定要到医院找医生来调整药物，不要随意停换药物，以免造成更加严重的后果。尤其是心血管药物、糖皮质激素和镇静催眠药等，患者一定要在医生指导下使用这些药物。

十六、失眠更偏爱女性

案例分享

47岁的李女士是一位工作要强的公司高级主管，平时很注重自己的个人形象。她丈夫工作稳定，经济收入较好。可是，她经常睡不好，晚上上床后很难入睡，而

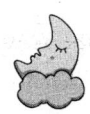

且睡眠较浅,断断续续,易早醒,在月经期前后的睡眠质量尤其差。近1年来步入更年期,她的失眠问题逐渐加重。白天如果遇到烦心事,有时几乎整夜睡不着。早上她看到镜子里自己憔悴的面孔,心里有种说不出的难过。

女性与睡眠

女性的睡眠时间通常少于男性。同一年龄段,女性失眠的发生率大概是男性的2倍。睡眠的性别差异来源于激素内分泌的不同,女性在一些"特殊时期"更容易失眠。

1. 月经周期

女性在月经周期的不同时期,生理上的变化可能会影响其睡眠,这与体内的激素水平有关。大概50%的女性主诉月经期水肿会干扰睡眠2~3天。在排卵后,体内孕酮(黄体酮)水平升高,可以使女性感觉困倦。发生于月经周期后期(第22~28天)的经前期综合征,如水肿、头痛、喜怒无常和腹痛等,也可影响睡眠,出现失眠(入睡困难、易醒和早醒)、醒后疲乏或白天嗜睡等症状。

2. 妊娠期

妊娠期出现的躯体症状(如恶心、呕吐、妊娠下肢抽筋、胎动等)和情绪变化(忧虑、沮丧)都会影响睡眠。大约8%的女性报告在妊娠期比在其他时期更容易受到睡眠问题的困扰,几乎90%的孕妇在妊娠7~9个月期间都有过整夜失眠的体验。

3. 更年期

更年期女性出现睡眠问题主要与卵巢分泌的雌激素和孕激素逐渐减少有关。雌激素水平的降低会使女性出现潮热、出汗等更年期症状。36%的更年期女性主诉睡眠时有潮热，因潮热而频繁地醒来，从而导致第二天疲倦。

专家提醒

女性如果持续失眠，且经过改变生活方式、行为、饮食等仍未能改善睡眠时，应积极寻找医生就诊。女性失眠必须采取科学规范的综合治疗才能取得满意的效果。心理治疗一般分为个别心理治疗和集体心理治疗。药物治疗是女性治疗失眠的常用方法，但一定要在专业医生的指导和监督下才可以使用。

十七、睡前忌过度用脑

案例分享

程序员小赵近期经常在白天感到疲乏，上班期间打瞌睡，然而晚上躺在床上翻来覆去睡不着。他在工作时经常犯一些很低级的错误，令他懊恼不已。后来小赵到医院就诊，医生详细询问其工作和睡眠习惯之后发现，最近公司任务紧张，小赵经常加班到很晚才睡，但是躺在床上并不是很容易睡着，但早晨又必须要早起上班。

久而久之，小赵的睡眠就紊乱了。

过度用脑对睡眠的影响

用脑过度一般发生在脑力劳动者。长时间的脑力工作可导致听力下降、头昏眼花、四肢乏力、瞌睡或嗜睡、注意力无法集中、记忆力下降、反应迟钝，严重者可能出现恶心、呕吐等现象。

睡前用脑过度的人上床后大脑依然持续兴奋，想法很多、难以入眠；即便睡着了，起床时也会感到疲乏和多梦。此时夜间的睡眠并不会起到恢复体力和精力的作用，因而这些人在起床之后感觉大脑依然疲乏。长此以往，这些人出现睡眠节律紊乱及其可能导致焦虑、抑郁等精神问题，甚至神经衰弱、失眠症等精神障碍性疾病。

专家提醒

劳逸结合是最好的学习和工作方式。持续学习或工作直至睡觉的习惯是不可取的。建议在睡觉之前不再进行高强度的脑力活动，应根据自身情况给自己一点时间让大脑"冷却"下来，然后再准备上床睡觉，而不是在大脑正处于兴奋状态的时候就躺在床上准备睡觉。

十八、控制睡前"卧谈会"

案例分享

小陈是一名大学新生,最近老是感觉白天状态不佳,没有休息好,但是她认为自己每天晚上十点上床七点起床,应该是睡眠充足了。一直不知道原因的小陈,在跟辅导员交流之后,辅导员告诉她晚上休息的时间并不是从上床开始算的,而是从入睡开始。小陈虽然上床很早,但是躺下之后和她的新室友们每天有聊不完的话题。有时候虽然话题结束了,但是她却久久不能入睡。所以,真正的睡眠时间通常不足 7 小时,就算睡着了也会做很多梦,早晨起来感觉身体疲乏并没有得到较好的休息。

"卧谈会"对睡眠的影响

睡前"卧谈会"时,人不由自主地说太多的话,尤其是聊到一些让人情绪激动或者辩论性话题的时候,常常精神兴奋难以入眠或多梦。中医理论认为:肺为五脏华盖,主出声音,凡人卧下,肺即收敛,如果此时言语,则易耗肺气,既伤气又损津液。

专家提醒

睡前"卧谈会"是一种校园文化,也是同寝室室友

之间增进感情的良好方式。但是,"卧谈会"应该尽量避免在睡前谈论有争议的或容易让人兴奋的话题。同时,"卧谈会"的时间不宜过长,应该控制在半小时以内。

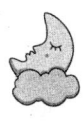

十九、被子不要太厚

案例分享

冬季来了,张大爷用 20 余斤棉花做了一床厚被子,认为被子厚了会更暖和。自从盖上新被子后,张大爷感觉确实很暖和,但是总觉得身上有压迫感,睡得不舒服、多梦,白天疲乏,觉得没有得到充足的休息。

厚被子对睡眠的影响

首先,盖着厚被子睡觉,人会有压迫感,不能放松全身,因而无法睡得香甜;其次,冬天开窗少,室内氧气含量相对较低,厚棉被压在胸上,会造成轻微的缺氧;再次,厚棉被灰尘多,吸入会对呼吸道黏膜造成一定的伤害,尤其是患有肺疾病的人,更容易引起疾病复发;最后,厚棉被透气性不好,虽然人身体暖和了,但也会使人体的毛孔打开,第二天起床时更容易受风寒。

专家提醒

冬季最好盖羊毛被或羽绒被。羊毛被吸湿透气,具

有高保温性和良好的弹性，不易产生静电，非常适合惧寒、体弱、多汗者盖。羽绒被轻、柔、软，吸湿性、透汗性好，不会有压迫感，适合各类人群，尤其是高血压和心脏病患者、血液循环不良的人以及老人、儿童和孕妇。最好选择含绒率在50%以上的鹅绒被，如果单盖一床鹅绒被后人觉得不够暖，可在上面加一条薄毛毯。

二十、不要蒙头睡觉

案例分享

入冬后，受冷空气的影响，气温显著下降。老刘担心睡觉时脸被冻着或头部受风，喜欢在睡觉时用被子把头蒙上。他感觉这样睡觉更暖和了，但是在睡醒后仍感睡眠不足，白天犯困，还经常容易咳嗽。

蒙头睡觉对睡眠的影响

从医学的角度来讲，保持头部相对低温有利于改善睡眠。如果睡觉时蒙住头，不仅会使人的头部升温，还会使人因被窝里的氧气越来越少，二氧化碳越来越多而呼吸不畅，导致人在第二天出现头晕、头痛、头胀、耳鸣、眼花、恶心、呕吐等症状，使人思维迟钝、反应变慢、犯困。睡觉时，人的呼吸道可排出二氧化碳等有害物质149种，皮肤毛孔可排出171种化学物质。即使是健康人,一个晚上也可通过呼吸、咳嗽等排出细菌、病毒近百亿个。如果人将头埋进被窝里,就极易感染这些有害物质和细菌,诱发呼吸道炎症、皮肤疾病等。

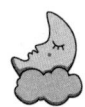

专家提醒

睡觉的时候一定要把头露在被子外面。如果觉得冷,可以开会儿空调暖风,或者在睡前做个脸部按摩。最简单的脸部按摩方法就是用双手轻轻搓脸,有助于面部血液循环,让人能温暖入睡。

二十一、时差变化对睡眠的影响

案例分享

年轻有为的小刘在一家跨国公司工作。他经常不定期地去国外出差,有时去美洲,有时去欧洲,经常要飞十几个小时,到达目的地经短暂休息后又要立即投入工作。最初工作的一段时间,他还能很快调整好在国外的工作节奏。可是最近,他常常感觉身体很不舒服,总是不能很好地休息,即使按照外国当地的时区休息了一段时间,反而更觉得起床后无精打采。更难受的是,每次回国之后这样的感觉都要持续1周以上,偶尔还会反复失眠很多天,白天总是打不起精神来。因而小刘近期非常焦虑、烦躁,甚至想换一份工作。

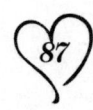

时差与睡眠

时差变化综合征是指在短时间内跨越多个时区的飞行后，出现的一组心理和生理方面的症状，也被称为时差疲劳。本病的病因主要是患者体内生物节律与到达目的地所处时间不同步，出现不同程度的睡眠启动或睡眠维持困难、日间嗜睡、注意力维持能力下降以及躯体症状。当到达新的时区后，人体生物钟会在原出发地的生理时间上持续几天，然后再慢慢地进行调整。在调整期间，即使在当地时间的中午，人体生物钟依旧会发出信号而萌生睡意；或者即使在午夜时分，人也可能处于觉醒状态而难以入睡。当跨越3个以上的时区后，几乎每个人都能体会到时差变化带来的不适感，但程度因人而异。时差变化综合征主要包括：疲劳、失眠、焦虑、睡眠觉醒障碍等。

绝大多数时差变化综合征患者无需特殊治疗，一般经过一段时间的自我调节后就能得到恢复。明确的时间提示信号（如日光、就餐等）有助于患者更快地适应所处时区的昼夜节律。因此，在到达目的地后，应尽量在白天置身于阳光下，日光的刺激可帮助克服时差带来的睡眠紊乱，帮助调节生物钟。尽量不要通过短时间打盹、服用过量咖啡等方法来缓解短期的嗜睡症状，避免形成不良的睡眠卫生习惯，造成新的睡眠障碍。若进行药物治疗，可使用小剂量的镇静催眠药，口服小剂量褪黑素也有一定的治疗效果。具体使用方法须遵医嘱。

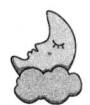

专家提醒

为避免时差造成的睡眠紊乱,人在出差前可以提前几天调整睡眠时间。如果往东方旅行,起床和入睡时间就提早一些,若向西方旅行,则相反;在到达目的地后,不要吃得过饱,尽量多晒太阳。由于时差反应出现的昼夜节律失调性睡眠障碍是一过性生理节律紊乱,因而当建立了稳定的睡眠时间模式以后,睡眠障碍随即消失,通常经过1周左右的自我调节就能得到恢复。

二十二、"倒班"工作伤睡眠

案例分享

小英是一名护士,由于医院工作的需要,经常需要上夜班。3个月前,她晚上上班,白天睡觉却睡不着;白天上班,晚上睡觉也睡不好。每天的睡眠时间不足5小时,还多梦、易惊醒,上班时感觉浑身无力,打瞌睡。小英去咨询医生,医生告诉她是睡眠昼夜颠倒带来的问题,建议她调换到仅在白天工作的岗位。经过较长时间的调整,小英终于恢复了规律的睡眠习惯。

倒班工作对睡眠的影响

当我们从高空中俯瞰城市间越来越璀璨的灯光时,

也应越来越关注很多夜间工作人群由于正常睡眠时间和节律被打破而出现的倒班工作睡眠障碍。

倒班工作睡眠障碍是指，由于个人的工作时间表和社会常规的作息时间表不一致而产生的睡眠问题。此类患者的工作时间通常被安排在绝大部分人睡觉的时间，还有部分患者是早班或工作时间不规律。正常状态下，人体内存在的自我调控机制控制着睡眠、体温、血压和进食等各种基本的生理活动。这种调控过程每天像钟表一样十分精确地运行，称为"生物钟"。当"生物钟"的正常运行被打乱之后，随之而来的就是多种健康问题。

专家提醒

倒班工作者应养成良好的睡眠卫生习惯，同时管理者应制定合理的工作制度，相关专家也应帮助其建立科学的倒班体系。在药物治疗方面，目前认为褪黑素对倒班工作睡眠障碍具有辅助调节的作用，但须在医生的指导下使用。

二十三、母婴同床对睡眠的影响

案例分享

很多准妈妈或者新生儿妈妈都在考虑什么时候和宝宝分床睡，然而不同家庭的长辈给出的建议不一样。那

么到底应该在宝宝多大的时候和妈妈分床睡呢?

▎母婴同床对睡眠的影响

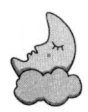

母婴同床最大的好处就是方便照顾宝宝。在刚刚生产后,妈妈行动不方便,挪动身体去护理宝宝会感觉比较困难。特别是经剖宫产(剖腹产)的妈妈,更会觉得母婴同床时喂奶方便(特别是夜间喂奶),护理宝宝也方便。另外,很多妈妈觉得宝宝睡在自己旁边会比较安心,也有妈妈认为母婴同床时自己会感觉更加温馨。

但是,母婴同床也会对宝宝有一些不好的影响。其中,对睡眠的影响是,若宝宝跟爸妈一起睡,特别是宝宝睡在爸妈中间,大人睡觉呼出的二氧化碳会在整个晚上弥漫在宝宝周围,宝宝得不到足够的新鲜空气,容易缺氧。有的宝宝出现烦躁、睡眠不安、夜里容易啼哭等现象,实际上很多时候是由缺氧造成的。

如果宝宝跟爸妈同睡一个被窝可能会更糟糕,因为大人身上的某些致病菌容易传播给宝宝,有时大人在翻身时还会惊醒宝宝,严重影响宝宝的睡眠质量。另外,母婴同床时,大人会一直担心是否压着宝宝,妈妈起来照顾宝宝时还可能吵醒爸爸,因此母婴同床也会影响大人的睡眠质量。

专家提醒

什么时候开始母婴分床睡比较好？建议最好在宝宝出生时就开始分床睡。因为刚出生的婴儿大部分时间在睡觉，单独睡婴儿床能提供舒适的睡眠环境，提高宝宝的睡眠质量。妈妈和宝宝分床睡还有助于建立宝宝独立的意志和培养宝宝的自理能力，还可以促进宝宝的心理成熟，更有利于后期与宝宝分房睡。建议最好在宝宝3岁前分床睡，3岁后分房睡。

虽然说母婴分床睡更有利于宝宝和妈妈的睡眠，但并不代表妈妈就可以高枕无忧了。专家提醒妈妈们，宝宝单独睡婴儿床时，妈妈一定要定时观察，看看宝宝有没有盖好被子，需不需要更换尿布，睡姿是不是正确等等。建议妈妈将婴儿床放在大人的床边，以方便观察和照顾。另外，还需要注意宝宝的被子薄厚适宜，太厚或太薄都不利于宝宝的健康。

二十四、孩子应该睡饱觉

案例分享

东汉著名政治家孙敬年少时发奋学习，将自己的头发用绳子拴在房梁上，晚上他困了打瞌睡时，头一低，就会被拽醒。战国时期著名的纵横家、外交家、谋略家

苏秦年轻时发奋读书，常常读到深夜，在困的时候，他就拿一把锥子扎自己的大腿，猛然间感到的疼痛使自己清醒，继续读书。以上便是"头悬梁，椎刺骨"的典故，意在鼓励后人刻苦学习。这种精神的确值得后人颂扬，但典故中所采用的方法和某些理念，后人在采纳时需慎重。比如现在很多学校的老师和家长为了提高孩子的学习成绩，不断延长学习时间，孩子每天的睡眠时间不足6小时，睡眠严重缺乏。久而久之，孩子的学习成绩不但不能提高，其智力和身体的发育都受到了严重的影响。

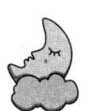

第三章 影响睡眠的不利因素

儿童需要适宜的睡眠时长

儿童正处于长身体的阶段，睡眠时间要适当，既不能过多地睡懒觉，也不能长期过度缺觉，两者都有碍于儿童健康成长。特别是学龄儿童，如果睡眠时间过少，会严重影响他们的生长发育。儿童最常见的睡眠障碍有梦游、夜惊、梦语症（梦呓）、梦魇、睡眠呼吸暂停、频繁夜醒、入睡困难等。由于儿童体格生长所需要的生长激素只有在睡眠状态下才能达到更好的分泌水平，因此睡眠障碍会直接降低睡眠质量，进而影响儿童的生长发育。睡眠质量差还会造成孩子记忆力减退、注意力不集中、认知功能下降、爱发脾气等。

造成儿童睡眠障碍的主要原因有：①呼吸系统疾病。儿童常有鼻塞、感冒、扁桃体或腺体肥大等表现，导致呼吸浅、快，甚至发生窒息，从而造成睡眠碎片化。

睡眠那些事儿

②不良生活习惯。如果儿童经常饮用咖啡等刺激性饮料，睡前看电视、打游戏时间过长，那么他们睡前会因过度兴奋而难以入睡。③睡眠启动阶段存在不良习惯。部分儿童入睡前需要双亲的拥抱和抚摸以及玩具和音乐等来辅助睡眠，如不能满足要求，则表现出入睡困难、兴奋甚至哭闹。④家长的情绪状态。父亲或母亲的低落、焦虑或抑郁情绪会影响儿童，使儿童患有睡眠障碍的危险性增加。

专家提醒

儿童的最佳睡眠时间应该在晚上 10 点之前。儿童睡眠的时间点应该规律、相对固定，应将时间变动限定在最小的范围内，最佳的睡眠时长应达到 10 小时左右。睡眠前一段时间内，应避免让儿童看惊险、激动等刺激性强的电影或电视剧，应维持环境安静，让儿童心态平和。对于夜惊的儿童，可以让他们在睡前洗个热水澡、喝杯牛奶，有助于诱导良好的睡眠。

（范滕滕　陆　林　马运东　孙洪强）

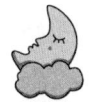

第四章 常见的睡眠障碍

一、世人皆睡,唯我独醒——失眠

案例分享

48岁的王女士是一名中学教师。3年前父母遭遇车祸受伤,她在医院连续熬夜看护。此后的一段时间内,她经常出现入睡困难和早醒等症状。近一年她失眠严重,12点准备上床睡觉,一般需2~3小时才能睡着,凌晨5点醒来后无法继续入睡。她自觉睡眠困难、睡眠浅、早醒,白天无法集中精力工作,记忆力也下降。她曾服用一些促进睡眠的药物,但最近效果越来越不明显,需加大服用量才有效。

何为失眠?

失眠(insomnia)是一种最常见的睡眠障碍形式,是由入睡和(或)睡眠维持困难所致的睡眠质量或数量达不到正常生理需求而影响白天社会功能的一种主观体验。失眠的发生与身体健康情况不佳、躯体疼痛、感觉不适、生物节律被打乱、睡眠环境改变等因素有关,也可能是因为担心睡不好而出现焦虑，进而加重失眠。简而言之，每周失眠发生两三次，持续时间超过 1 个月就是失眠症，需及时到医院就诊。

失眠有何表现？

失眠的表现主要包括以下几个方面：

● 睡眠质量差：能够入睡，但感到睡眠不能解乏，醒后仍有疲劳感。这样的睡眠多数属于浅睡眠状态。

● 睡眠感觉障碍：缺乏睡眠的真实感，能酣然入睡，但醒后坚信自己没睡着，而同房间的人或配偶却说他一直在打呼噜。

● 睡眠浅、容易做梦：自我感觉睡不踏实，一夜都是似睡非睡的，一闭眼就做梦，一有动静就醒来。例如，不论几时入睡，凌晨 3 点钟一定醒，醒后再入睡更难，只好翻来覆去直到天亮。失眠患者都知道，在睡不着的时候是最痛苦的。还有的患者经常做噩梦，从恐惧惊险的梦境中惊醒，出一身冷汗，紧张，心悸，面色苍白，再也不敢入睡了。

● 入睡困难：辗转难眠，入睡时间比以往推后 1~3 小时。本来很困，想睡觉，可躺在床上就是睡不着，翻来覆去地想一些乱七八糟的事，心静不下来，睡眠时间明显减少。有的患者是白天犯困，昏昏欲睡，无精打采，夜间却兴奋难眠。患者经常在学习、工作、开会、上课时打盹，甚至靠在沙发上看电视时就能睡着，可晚上往

床上一躺就又精神了。

如果你的睡眠状况满足下述全部标准，请及时就医：

- 入睡困难：通常需要30分钟以上才能入睡；睡眠难以维持，半夜容易醒来，睡得不踏实；早醒，醒后难以再入睡；睡眠质量差，睡眠不能恢复精力，感觉疲惫。
- 每周至少失眠3次，持续1个月以上。
- 过分关注失眠，担心失眠的后果。
- 因失眠造成明显的苦恼，或对日常生活、工作造成明显影响。

失眠相关的日间功能损伤包括哪些？

失眠相关的日间功能损伤包括：

- 疲劳或全身不适。
- 注意力维持能力或记忆力减退。
- 学习、工作和（或）社交能力下降。
- 情绪波动或易激惹。
- 日间困倦。
- 兴趣、精力减退。
- 工作或驾驶过程中注意力不集中，容易出现错误。
- 紧张、头痛、头晕或与睡眠缺失有关的其他躯体症状。
- 对睡眠过度关注。

失眠的诊断需要做哪些检查？

了解失眠原因最重要的方法是应用多导睡眠监测仪进行整夜睡眠过程的监测，即多导睡眠监测。睡眠不安和白天嗜睡的主诉有各种不同的原因，而多导睡眠监测对于准确诊断是必不可少的。通过多导睡眠监测可以判断失眠是否是由于阻塞性睡眠呼吸暂停综合征、不宁腿综合征（下肢不宁综合征）或周期性肢体运动障碍等疾病引起，也可以对整夜睡眠过程进行综合分析，例如睡眠潜伏期、睡眠效率、睡眠觉醒次数、睡眠结构［非快速眼动睡眠1期（N1期）、2期（N2期）、3期（N3期）和快速眼动睡眠（REM）期的比例］、REM密度等。

其他辅助检查：在询问病史和重点神经系统查体的基础上，为鉴别器质性病变导致的失眠，可选择的辅助检查项目包括：①计算机断层扫描术（CT）及磁共振成像（MRI）；②血常规检查、血清离子检查、糖尿病筛查、尿常规检查；③心电图、腹部超声、胸部X线片。

失眠患者的多导睡眠图有什么表现？

多导睡眠图（polysomnography，PSG）是检查可疑睡眠障碍患者的推荐方法。它通过脑电图、眼动图和肌电图来记录睡眠，并对睡眠进行分期，同时还可监测口鼻呼吸气流、胸腹呼吸运动、血氧饱和度、心电图等。根据多导睡眠图来判断受检者是否有失眠的情况,如有下列表现之一,则可认为存在失眠:①夜间觉醒时间增多,每晚超过 30 分钟;②睡眠潜伏期延长,长于 30 分钟;③睡眠效率低,低于 90%;⑤实际睡眠时间减少,每晚不足 6 小时;⑤N1 期和 N2 期的比例增加,高于 64%,N3 期的比例降低,低于 12%。经多导睡眠监测可发现失眠患者有睡眠潜伏期长、实际睡眠时间减少、睡眠效率降低、自我评估睡眠较别人差、夜间清醒次数增多(6 次以上)、REM 期时间减少、REM 期活动度和密度降低、N1 期和 N2 期增多、N3 期减少等表现。

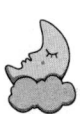

专家提醒

失眠是一种常见的生理心理疾病。建议人们注意了解自己的睡眠状况,严重失眠时应及时就医并进行规范化的诊断和治疗。有些患者可能属于主观性失眠,这时需要医生针对症状和客观检查结果予以鉴别诊断,可采用多导睡眠监测来排除有可能引起失眠发生的其他疾病,进一步明确诊断和治疗。

二、鼾声如雷是病,一不留神要命
——阻塞性睡眠呼吸暂停

案例分享

53 岁的陈先生是一名货车司机,体型肥胖。他年轻时睡觉就打呼噜，自己也觉得睡得很香，家人也都认为打呼噜就是睡得香、睡眠质量好。可近1年来，他家人反映陈先生睡觉时会出现鼾声突然消失，经过一个较长的呼气后，鼾声又开始了。家人仔细观察了陈先生一晚上，发现这种现象在他睡眠过程中会多次出现，没呼噜声的时候，似乎呼吸也停止了。陈先生自己也诉说他晚上会被憋醒，早晨醒后口干，白天精神也不好，经常开车时犯困，自觉记忆力和注意力都有所下降。

何为阻塞性睡眠呼吸暂停？

阻塞性睡眠呼吸暂停的全称是阻塞性睡眠呼吸暂停低通气综合征（obstructive sleep apnea-hypopnea syndrome，OSAHS），也就是人们通常所说的"打鼾"和"打呼噜"，占睡眠呼吸暂停综合征患者的大多数。发生此类疾病的患者多数存在上呼吸道以及颌面部结构的异常或畸形，较为常见的是鼻腔阻塞、鼻息肉、扁桃体或舌体肥大、下颌短小或后缩等，这些因素的存在往往容易导致患者在睡眠状态下发生上呼吸道的狭窄或阻塞，引起睡眠呼吸暂停。特别是外形肥胖、睡觉时又喜欢仰卧的人，由于喉咙周围脂肪组织较厚且仰卧导致舌体的后坠，加剧了上呼吸道的狭窄情况，使该类人群更加容易出现阻塞性睡眠呼吸暂停。

"打呼噜"就是睡得好吗?

有些人一倒在枕头上就开始"打呼噜",于是很多人羡慕他们的睡眠质量,认为"打呼噜"就是"睡得好"的代名词。但遗憾的是,这完全是一个认识误区,这只不过是一个美好而不切实际的愿望罢了。"打呼噜"又称为"打鼾",是一种与夜间呼吸相关的响声,也是上呼吸道存在狭窄的重要标志,正常情况下侧卧睡眠可以缓解打鼾,但上呼吸道狭窄严重的打鼾者往往会发生阻塞性睡眠呼吸暂停。这些患者由于自我感觉"沾床就睡"、夜间睡眠时间长、鼾声不断,常被人误以为睡眠质量高,但事实上,此类人群常因打鼾而反复在睡眠过程中发生微觉醒(因为自我感觉不到,只是脑电活动有变化,因此称之为微觉醒),睡眠频繁中断,深睡眠时间显著减少,睡眠质量很差。因此,打呼噜的人在醒后感觉虽然已经睡了十几个小时但依然没有恢复精力,甚至在白天还感觉疲倦、昏昏欲睡。

什么原因可以引起阻塞性睡眠呼吸暂停的发生?

肥胖人群中的阻塞性睡眠呼吸暂停的发生率约为40%。尤其是那些脸型圆润、有"啤酒肚"的中老年男性更容易发生,因为此类人群存在中心性肥胖者居多。中心性肥胖人群的脂肪组织主要集中在颈部、躯干和内

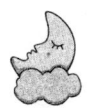

第四章 常见的睡眠障碍

脏，颈部脂肪组织的堆积会影响上呼吸道的结构，使上呼吸道局部解剖结构狭窄以及软组织塌陷；而腹部脂肪组织的增多则会导致胸腔体积相对减小，肺容积减少，胸壁顺应性下降，进而加大呼吸阻力，促使睡眠呼吸暂停的发生和发展。除肥胖外，还有以下几种常见的情况也可以导致睡眠呼吸暂停的发生：

● 鼻、咽、喉部疾病：三个部位独立或共存疾病，例如鼻炎、鼻腔肿瘤、鼻中隔偏曲、腺样体（儿童）/扁桃体肥大、巨舌症等，可引起上呼吸道解剖结构的异常，需要进行手术处理。

● 面部疾病：与欧美地区的白种人相比，亚洲人面部宽阔扁平，颧骨和鼻子突出度小，鼻根较为低矮，下颌相对短小。因此，在肌肉松弛的睡眠状态下很容易发生上呼吸道狭窄。

● 颈部疾病：日常生活中，我们经常看到有些人脖子短粗。这些脖子短粗的人可能是由于肥胖引起，他们往往是发生睡眠呼吸暂停的高危人群。此外，头颈部的畸形、颈部肿瘤或者甲状腺的肿大也会压迫上呼吸道的软性支撑结构，导致睡眠呼吸暂停的发生。

● 代谢和内分泌疾病：机体的代谢水平或者激素状态不佳也是诱发睡眠呼吸暂停的重要原因。有研究证实甲状腺的功能低下会导致睡眠呼吸暂停的发生，可能是由于甲状腺激素的分泌减少、上呼吸道的肌肉组织发生病变或者是舌体黏蛋白沉积导致的舌体肥大，引起上呼吸道的狭窄；与之相对应的还有生长激素过多引起肢端肥大症，导致患者舌根部位软组织的塌陷，这也有可能增加睡眠呼吸暂停的风险；女性在绝经期前，雌激素和孕激素处于相对稳定平衡的状态，而且孕激素对于保持呼吸道通畅具有重要作用，但当女性处于更年期前后，由于体内雌激素和孕激素水平的紊乱，睡眠呼吸暂停的发病率会显著上升。

是不是打鼾的人都患有阻塞性睡眠呼吸暂停？

在上文中我们说到，打鼾是在夜间发生的与上呼吸道狭窄有关的响声，但是还需要强调一点，引起打鼾的原因有很多，不能通过打鼾就直接断定存在阻塞性睡眠呼吸暂停。通过日常生活我们还了解到，人在极度劳累、饮酒后或者感冒鼻塞时，都可能会出现打鼾现象，鼾声往往节律整齐。这类打鼾没有伴随呼吸暂停以及明显缺氧的症状。这种暂时性的打鼾不会对身体健康造成很大影响，但如果这种打鼾现象持续发生，也是不利于健康的，因此我们也应当注意保持规律作息，养成健康的生活习惯。当你发现你的同寝或同床者，以及别人告诉你存在下列情况时，就需要引起高度重视了：鼾声响亮或者音调忽高忽低，节奏不规律，有突然中止甚至憋气的现象。这些提示上呼吸道狭窄加重，意味着你可能发生了阻塞性睡眠呼吸暂停，需要及时求助医生寻找原因。

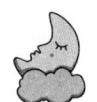

阻塞性睡眠呼吸暂停的临床表现有哪些？

1. 夜间出现的症状

（1）打鼾：打鼾往往是"鼾声—呼吸停止—喘气—鼾声"交替出现的模式，是睡眠呼吸暂停患者最主要的症状。患者在夜间睡眠过程中，鼾声不规律，音调高低、音量大小不一致，往往是鼾声越大则表明气道狭窄越严重。

（2）呼吸暂停：80%的同寝或同床者会发现患者睡觉时出现呼吸暂停现象，往往会因为担心其呼吸不能恢复而试图唤醒患者。通常呼吸暂停的时间为20～30秒，个别患者可能长达3分钟以上，发生呼吸暂停时，口、鼻气流停止，但胸、腹呼吸运动仍然保持，这是阻塞性睡眠呼吸暂停的重要临床特征。大多数呼吸暂停会随着喘气、憋醒或响亮的鼾声而终止。一整夜的睡眠过程中，会反复出现呼吸暂停再重新入睡的过程。

（3）憋醒：患者的呼吸暂停往往会在突然憋醒后中止，常伴有睡眠期频繁翻身或者肢体不自主地运动甚至抽动，有时还会在憋醒后突然坐起甚至踢伤同床者，常伴有心慌、胸闷或心前区不适等症状；严重者还会出现大汗淋漓、濒死感，甚至诱发癫痫。

（4）躁动不安：因呼吸暂停导致低氧血症反复间断性地发生，患者夜间翻身和转动的次数较为频繁。

（5）多汗和夜尿：患者出汗较多，以头颈部和上胸部较为明显,这可能与气道阻塞后呼吸用力以及呼吸暂停引起的高碳酸血症有关;部分患者会表现为起夜频繁,小便次数显著增多,在儿童身上则会出现尿床现象。

(6) 睡眠行为异常:夜间可能出现恐惧、惊叫、呓语、夜游等行为,这类现象在儿童中更为多见。

2. 白天出现的症状

(1) 嗜睡:是睡眠呼吸暂停患者最常见的症状,由于夜间呼吸暂停的反复发作,引起睡眠的中断或者使患者从睡眠中惊醒,导致患者睡眠不足。

(2) 头晕、乏力:是夜间睡眠不足直接导致的日间症状,由于患者夜间反复发生呼吸暂停,觉醒次数增多,睡眠质量下降,因此在醒后并不能感受到精力的恢复,而往往出现不同程度的头晕、乏力。

(3) 头痛:部分严重的患者会出现头痛现象,常在清晨或夜间出现,疼痛一般并不剧烈,但有时可持续1小时或更久,严重者需吃止痛药才能缓解。头痛的出现与反复呼吸暂停导致身体的血压、颅内压升高及脑血流的变化有关。

(4) 情绪变化:在夜间睡眠过程中,患者由于呼吸暂停而反复醒来,导致睡眠质量显著下降,因而很容易出现情绪波动、烦躁、易激动、焦虑等,这些情绪会给家庭和社会生活带来一定影响。

(5) 认知功能障碍:患者很容易出现注意力集中困难、精细操作能力下降、记忆力和判断力下降等表现,导致工作效率降低。

3. 全身器官损伤的表现

如果阻塞性睡眠呼吸暂停患者不能认识和重视自己的疾病，长期得不到有效的治疗，那么随着时间的推移，患者不仅仅会出现睡眠质量的下降，还会因为呼吸暂停导致的缺氧和反复从睡眠中憋醒而产生诸多问题，特别是引起心脑血管系统和其他重要器官的疾病表现。

（1）高血压病：高血压是最常见的心血管疾病，在老年人中更为多见。高血压的发生通常与遗传因素、年龄、饮食习惯及精神压力等密切相关。阻塞性睡眠呼吸暂停与高血压的发生有共同风险因素，例如肥胖和饮酒等。阻塞性睡眠呼吸暂停患者发生高血压的风险往往较高，且单纯使用降压药物治疗高血压的效果往往不佳。

（2）冠心病：由于睡眠呼吸暂停患者在夜间反复缺氧，引起冠状动脉内皮损伤，脂质在血管内膜沉积，以及红细胞增多，血液黏度增加，极易出现高血压、心律失常等表现，提升了罹患冠心病的风险。此外，患有冠心病且合并阻塞性睡眠呼吸暂停而未治疗的患者死亡率增加。

（3）各种类型的心律失常：由于阻塞性睡眠呼吸暂停引起的特异性心律失常通常很难识别，但阻塞性睡眠呼吸暂停患者罹患心动过缓和心动过速的风险较常人明显升高。尚未经过诊治的阻塞性睡眠呼吸暂停患者的心律失常的控制往往十分困难，极易引发高风险心脏病，例如心肌梗死或者心室颤动（室颤）。

（4）肺动脉高压和肺心病：睡眠呼吸暂停综合征患者在睡眠状态下会出现上呼吸道狭窄和阻塞，引起低氧血症和高碳酸血症反复发生,促使肺动脉持续收缩,导致继发性的肺动脉压力升高,而如果肺动脉高压和睡眠呼吸暂停持续共存,会导致肺心病的发生。

(5) 泌尿系统及内分泌系统疾病:患者会出现肾浓缩尿液功能受损,引起夜尿增多,严重者可能合并蛋白尿或肾病综合征,引发肾功能损伤。生长激素的分泌也会减少,影响儿童和青少年的生长发育,导致智力下降。

(6) 其他,约有10%的患者可出现性欲减退,甚至阳痿。

综上所述,阻塞性睡眠呼吸暂停会引起反复发作的夜间低氧和高碳酸血症,常常以心血管系统异常表现为首发症状和主要体征,可以是高血压、冠心病的独立危险因素,甚至导致夜间猝死。

哪些征兆提示阻塞性睡眠呼吸暂停?

阻塞性睡眠呼吸暂停患者最显著的特点是在白天感觉疲倦想睡觉,在夜间睡眠质量逐渐下降。由于阻塞性睡眠呼吸暂停会对身体造成重大影响,因此患者可根据以下项目进行自我判定。如果患者有以下表现,很可能患有阻塞性睡眠呼吸暂停,应该进行多导睡眠监测以明确诊断:

- 在未喝酒或感冒的情况下,睡觉时依然会出现打鼾和呼吸暂停的现象;
- 每晚睡觉时都会出现高分贝的打鼾声,张口呼

吸,频繁出现呼吸暂停;

● 夜间入睡较容易,但因为反复憋醒,自我感觉睡得不够踏实,始终属于浅睡状态;

● 夜间睡眠会出现夜尿增多或者遗尿现象,性欲减退、阳痿;

● 无论夜间睡眠时间多长,在醒来之后仍然有疲劳感,困倦嗜睡;

● 白天感觉十分疲倦,在相对安静放松的环境下容易入睡,注意力难以集中;

● 早上起床后觉得口干;

● 身体肥胖、下颌偏小;

● 患有高血压(包括或不包括服用降压药物)或者患有顽固性高血压;

● 有糖尿病或者胰岛素抵抗,曾出现过夜间心绞痛、顽固性心律失常以及难治性心力衰竭;

● 老年人出现老年痴呆样症状。

自我判定以上项目时,假如出现少于3项,那么罹患阻塞性睡眠呼吸暂停的可能性较低,但是如果存在身体肥胖和夜间打鼾次数增多的情况,则仍需注意;如果出现多于4项,则有极大可能罹患阻塞性睡眠呼吸暂停,需及时去医院进行检查以利于早期的诊断和治疗。

诊断阻塞性睡眠呼吸暂停需要做哪些检查?

首先,需要根据患者的主诉进行初步判定。患者通

常主诉自己白天过度嗜睡,睡醒后精力不能恢复等情况。如果患者伴随夜间打鼾,偶有呼吸暂停等现象发生时,需要高度怀疑发生阻塞性睡眠呼吸暂停。在对白天过度嗜睡方面的判定时,可通过使用 Epworth 嗜睡量表(Epworth sleeping scale,ESS)来进行定性评估(见第八章)。当然,医生在采集病史时,也必须考虑到其他可能引起白天过度嗜睡的原因,如睡眠不足、抑郁症、不宁腿综合征以及用药或其他疾病引起的睡眠障碍等。因此,确定患者存在白天嗜睡只是第一步,但不能完全确定。

其次,体格检查也有助于为判断阻塞性睡眠呼吸暂停是否发生及其严重程度提供更为具体的证据。阻塞性睡眠呼吸暂停患者通常会存在颌面部解剖结构上的异常,如小下颌或下颌后缩,鼻梁扁平,舌体肥大等。通过体格检查发现的迹象(如颈围增加及腰围与臀围比例增大等)可以为诊断睡眠呼吸暂停提供总体印象。

最后,诊断阻塞性睡眠呼吸暂停的金标准是医院所采用的人类多导睡眠监测,它可以记录患者睡眠时的脑电图(electroencephalogram,EEG)、眼电图(electrooculogram,EOG)、肌电图(electromyogram,EMG),对患者的睡眠结构、睡眠效率、觉醒次数进行分析,同时监测人在睡眠状态下的鼾声、口鼻气流、胸腹呼吸努力度、体位、动脉血氧饱和度和心电图(electrocardiogram,ECG)等参数。通过对以上参数进行整夜的记录及后续的分析来判定和诊断阻塞性睡眠呼吸暂停患者的病情严重程度。睡眠呼

吸暂停低通气指数（apnea hypopnea index，AHI）在 5~15 次/小时为轻度，在 15~30 次/小时为中度，在 30 次/小时以上为重度。

专家提醒

人在睡眠过程中持续打鼾并伴有呼吸暂停时，并不是睡得香。患者应及时就医，进行监测、诊断和治疗，否则可能会导致机体出现病理性改变，最终导致高血压等疾病的产生。

三、"睡神"附身，走哪睡哪——发作性睡病

案例分享

小明今年13岁了，正在上初中。父母发现他最近白天常常无精打采，和同学玩着玩着就睡着了，甚至在家正吃着中午饭的时候就趴桌子上睡着了。老师也反映小明的学习成绩下降了，批评过小明，告诉他上课不能睡觉，要认真听课，但是没有明显效果。小明还爱玩舌头，拽自己的衣服，有时甚至冲着老师或同学大发脾气。更奇怪的是，有几次小明出去玩得很高兴，在开心大笑的时候突然就站不稳了，浑身无力，差点摔倒。甚至偶尔他会出现幻觉，总觉得角落里有人盯着自己。

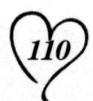

何为发作性睡病?

发作性睡病(narcolepsy)是一种原因不明的慢性睡眠障碍,是以日间难以抗拒的睡眠发作、猝倒、睡眠瘫痪及睡眠幻觉为主要特征的神经系统疾病,多于儿童期或青年期起病。这种疾病的嗜睡表现非常有戏剧性,有时在吃饭吃到一半、走路途中甚至说话时,患者就会睡着,在小睡约半小时后才会醒来。而猝倒的情形常常发生在情绪起伏剧烈时,例如大笑,因肌肉突然失去张力而倒在地上,持续数分钟之久。这些患者有时会经历刚睡下时虽神志清楚但却无法活动、说话的状态。患者白天反复出现不可控制的睡眠,长期困扰他们的身心健康,影响生活的各个方面;特别是伴有猝倒发作的患者,极易发生意外和交通事故,导致外伤,甚至残疾,加重经济负担。

发作性睡病有哪些临床特点?

发作性睡病的临床特点有:
- 白天睡眠过多,伴有不可抗拒的睡意:与正常人相比,睡眠欲望总是出现在不恰当的时间,例如运动、与人交谈和完成重要任务时,特别是在做单调的工作时,困倦感更加强烈。
- 猝倒——突发性肌张力丧失:不一定每一位患者

均出现猝倒症状。有些患者的猝倒现象会在发生嗜睡症状一段时间后，甚至在数年之后才出现。在发作性猝倒的患者中，猝倒的发生常与激动情绪有关，如大笑、愤怒、惊恐和狂喜等。

● 入睡前幻觉：发作性睡病患者的幻觉形式多样，如幻视、幻听、幻触或多种幻觉并存，常为一过性，偶尔持续几分钟；幻觉内容古怪，常具有威胁性。

● 睡瘫症（睡眠麻痹）：睡瘫症发作时，患者无法活动四肢，无法睁眼，无法说话，但仍处于清醒状态。通常患者在事后描述时会形容这是"非常恐怖的经历""有一种濒临死亡的感觉"，同时伴随幻觉出现。

哪些人群容易得发作性睡病？

发作性睡病的患病率总体较低，平均为 168/10 万 ~ 799/10 万。在任何年龄都可发病，大多数患者在 10 ~ 25 岁时表现出症状。存在两个发作高峰期，第一个高峰期是在 15 岁左右，而第二个则在 36 岁左右。年轻的发病者通常以睡眠增加为最初的临床表现，年龄较大的发病者多以猝倒为主诉症状。

如何诊断发作性睡病？需要做哪些检查？

诊断发作性睡病需进行整夜多导睡眠监测及次日的多次睡眠潜伏期试验（multiple sleep latency test，MSLT）

检查。

1. 多导睡眠监测

觉醒时，绝大多数的常规脑电图为正常图形。

通过对夜间睡眠的研究来排除其他显著的睡眠障碍（睡眠呼吸暂停综合征和周期性腿动）。对整夜睡眠监测图予以分析，包括睡眠质量、睡眠潜伏期、快速眼动睡眠潜伏期，以及慢波睡眠和快速眼动睡眠的比例。

2. 白天嗜睡检查

（1）多次睡眠潜伏期试验：多次睡眠潜伏期试验（MSLT）是目前用于测定嗜睡和清醒水平的标准且客观的生理学方法，已被广泛应用于临床。现在多被认为是诊断发作性睡病及白天过度嗜睡的金标准。MSLT 由 5 个程序化小睡试验组成，要求受试者躺在一个黑暗、安静的房间尝试入睡，衡量其入睡潜伏期以及是否发生刚要入睡时的快速眼动。每次小睡记录 20~35 分钟，每次小睡间隔 2 小时，之后使患者保持清醒直至下一次记录开始。该试验通过多次小睡的平均入睡潜伏期、快速眼动睡眠潜伏期、睡眠始发快速眼动睡眠时段及觉醒效率等参数，来评价患者是否存在真正的白天嗜睡，以及嗜睡的程度和类型。

MSLT 通常在整夜多导睡眠监测之后进行，以排除其他原因所致的白天过度嗜睡。在理想情况下，整夜的睡眠应该充分到足以排除睡眠剥夺导致的 MSLT 异常。试验前 1~2 周记录的睡眠日记应能证明睡眠时间和质量是否正常。抑制快速眼动睡眠的药物可以影响快速眼动睡眠的监测结果,而快速眼动抑制剂的急性撤药反应可导致试验呈假阳性。试验开始前,最好能保证影响嗜睡程度,或已停用快速眼动睡眠的药物 2 周以上。

(2)醒觉维持试验:醒觉维持试验(maintenance of wakefulness test,MWT)是测定保持清醒能力的方法,要求患者坐在一个昏暗的房间里,保持 40 分钟的清醒,采用常规 EEG、EMG 和 ECG 监测睡眠。如果患者出现睡眠或已保持清醒 40 分钟,则可终止试验。一天内重复该试验 4~5 次,确定睡眠潜伏期。该检测常被用于检验应用中枢兴奋药物对白天过度嗜睡治疗的有效性。在 40 分钟的测试中,睡眠潜伏期≥19 分钟是正常的。发作性睡病患者在醒觉维持试验中的睡眠潜伏期较短,是正常人的 30%~50%(6~9 分钟)。85% 的患者在 12 分钟内入睡,而在正常人中仅有 5% 能在此时间范围内入睡。但是,醒觉维持试验仅仅用于提示患者是否嗜睡,而不能确定是否较早出现快速眼动睡眠。

专家提醒

发作性睡病是一种原因不明的慢性睡眠障碍。患者出现嗜睡或猝倒等症状时应及时就医,进行规范化的多导睡眠监测和多次睡眠潜伏期试验以协助诊断。

四、罕见的"睡美人"——克莱恩-莱文综合征

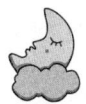

案例分享

25岁的约翰是一名商场售货员。有一天下班回家后他便睡着了,吃晚饭时家人叫不醒他,家人以为他累了就没在意。第二天,家人叫了很久才叫醒他,但是他似乎神志不清,起来后吃了很多东西又睡着了,只有上厕所和饿的时候他才起床,这样的状况持续了14天。发病期间,他不能学习或工作,因为即使醒了,头脑也不清楚。完全醒后,他对自己发病期间的事情记不清了。

何为克莱恩-莱文综合征?

克莱恩-莱文综合征(Kleine-Levin syndrome,KLS),又名青少年周期性嗜睡贪食症,为一种原因不明的、少见的发作性疾病,表现为周期性发作性睡眠过多,可持续数天至1周,少数可达数周或数月,伴有善饥多食,食量5倍于正常人,常在醒后出现兴奋、躁动、冲动行为等精神症状,每年可发作3~4次。起病多在10~20岁,男性较多,成年后多可自愈。目前,此病的病因及发病机制尚不清楚,可能为间脑特别是丘脑下部功能异常或局灶性脑炎所致。

患者可以过正常生活数周或数月。在这期间,其睡眠

方式和能量水平都很正常。但发病时，不论白天还是晚上，患者往往大部分的时间都在睡觉或者处于嗜睡状态，只有上洗手间及吃东西时才会醒过来。但即便是醒过来，患者的举止也会改变，出现神志不清、方向感错乱以及全身倦怠感或者情绪淡漠等。大部分患者几乎整天躺在床上、感觉疲倦，甚至无法和人沟通。患者常因疾病发作而无法正常上学或者工作。但也有患者可能在很长一段时间内，如连续几个月或连续几年内，不再发作。

专家提醒

当发现家人或朋友出现上述症状时，请及时就医。

五、睡不安宁的双腿——不宁腿综合征

案例分享

60岁的王女士是一名退休工人。1年前初次发病，晚上上床睡半小时左右她便感觉双腿有说不出的难受感，犹如蚂蚁在筋骨里爬，痒而不痛，必须要用手不停地捶打双腿或者下地持续地行走才能缓解症状，这样折腾1小时后才可继续上床休息，但睡一会儿后又出现类似的症状，有时候一晚上起床四五次，因而感觉筋疲力尽，睡眠质量很差。王女士及其家人以为这是缺钙导致的，为此买了很多补品，还尝试了多种方法，如按摩、热敷

等，但情况并没有改善。

何为不宁腿综合征？

不宁腿综合征（restless leg syndrome，RLS），又称下肢不宁综合征，是常见的神经系统感觉运动障碍性疾病。其临床特点主要有：因腿部不适引发的腿部活动；静息后（坐或躺）症状出现或加重；持续活动可使症状部分或全部缓解；夜间症状加重，即症状的昼夜节律变化，基本可以考虑诊断为不宁腿综合征；如有阳性家族史、睡眠周期性肢体运动障碍，以及拟多巴胺药物治疗有效，则可进一步支持不宁腿综合征的诊断。不宁腿综合征患者在人群中并不少见，多见于女性，且患病率会随年龄增长而增加。

如何识别不宁腿综合征？

不宁腿综合征的患者常有以下临床表现：
- 患者主诉有强烈的腿动欲望，通常伴有腿部不适；
- 这种强烈的腿动欲望及伴有的不适感常在休息或不活动（如坐着或躺着）时出现或加重；
- 这种强烈的腿动欲望及伴有的不适感可在运动（如走路、拉伸或持续活动）时完全或部分缓解；
- 这种强烈的腿动欲望及伴有的不适感只在夜间或傍晚时出现或加重；

- 不能归因于现存的其他疾病、症状（如肌痛、关节炎或痉挛等）或使用的特定药物等。

支持诊断的证据包括：①有不宁腿综合征家族史者，尤其是一级亲属有此病者；②拟多巴胺药物治疗有效者；③伴有周期性腿动者，85%～95%的不宁腿综合征患者伴有周期性腿动障碍。

不宁腿综合征的类型有哪些？

按病因不宁腿综合征可分为原发性和继发性两类。

1. 原发性不宁腿综合征

50%以上的原发性不宁腿综合征患者有阳性家族史，遗传流行病学和双生子的研究已提示遗传因素可使机体对不宁腿综合征的易感性增加，目前多数研究支持不宁腿综合征为高外显率的常染色体显性遗传疾病。

2. 继发性不宁腿综合征

继发性不宁腿综合征患者的发病年龄较晚，多数大于45岁，目前认为血清铁离子缺乏是其独立病因。继发性不宁腿综合征常发生在以下状况中：①妊娠：约26%的孕妇患有不宁腿综合征，主要发生在妊娠最后3个月，妊娠伴发该病的因素有很多，阳性家族史和妊娠次数增加是其危险因素，妊娠相关的铁和叶酸缺乏、催乳素增高和维生素缺乏也是可能的原因。②肾疾病：终末期肾病患者的不宁腿综合征患病率约为21.5%，肾移植可使其症状缓解或消失。③神经系统疾病：运动神经疾病、帕金森病、脊髓灰质炎、脊髓损伤等均可引起继发性不宁腿综合征。④药物使用：许多药物可以引起或加重不宁腿综合征的症状，主要包括多巴胺拮抗药、组胺受体拮抗药、抗抑郁药等。服用以上药物后，若出现夜间周期性肢体运动或醒后腿酸等症状，应及时就诊，查明原因或遵医嘱换药治疗。⑤其他因素，如社会经济状况低下、肥胖、吸烟、运动过少、饮酒等可以显著增加不宁腿综合征的患病率。

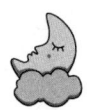

不宁腿综合征患者的多导睡眠图有什么表现？

通常情况下，可以根据临床症状来诊断不宁腿综合征，但在不确定或复杂的病例中，需要多导睡眠监测提供支持诊断的客观依据。不宁腿综合征患者的整夜多导睡眠监测记录显示，前半夜患者发生肢体肌阵挛性抽搐，产生电活动，后半夜脑电图提示患者进入睡眠状态时，可能伴有间隔20~30秒的胫骨前肌收缩。不宁腿综合征患者的睡眠潜伏期和（或）入睡后的觉醒时间均增加，非快速眼动睡眠1期百分比增加，睡眠效率（睡眠时长/在床上的时长×100%）降低，以上表明不宁腿综合征患者的睡眠质量受到明显干扰。

专家提醒

不宁腿综合征的特点是夜间烦躁不安和周期性肢体活动，严重者一周中有5晚或者每晚发作。出现相应的

表现时,需要及时就医,以免耽误病情使症状加重。

六、肢体运动像机器——周期性肢体运动障碍

案例分享

张先生今年58岁。最近老婆反映他每天晚上睡觉时总是不停踢腿,经常把她踢醒,醒来以后却发现张先生还在睡觉,并没有醒来。早上起来后,她询问张先生为什么这样,但张先生自己却并不知道,好像夜里什么也没有发生一样,只是觉得睡眠质量比以前明显下降了,起床后不仅没有恢复精力,白天还觉得有明显睡意。张先生来到医院进行检查,通过睡眠检查室的整夜睡眠录像记录显示,他在夜里每隔一段时间就会像弹簧一样反复抽动右腿,过几分钟后又会自行停止。

何为周期性肢体运动障碍?

周期性肢体运动障碍是指在睡眠中反复出现的上肢或下肢的周期性运动,以下肢发作性收缩为特征性表现,呈周期性发作,每次发作持续时间为0.5~5秒,间隔时间为5~90秒,上肢也可出现类似表现。多导睡眠监测可见肢体运动发生于睡眠中任何时段,以慢波睡眠期多见。肢体导联监测可发现反复发作的特征性肢体运动,连续运动发作≥4次,每小时发作次数≥5次,同时伴有睡眠片段增多、觉醒次数增多等睡眠结构紊乱现象。患

病率随年龄增长而逐渐增加，在青年期为5%左右，老年期可升高至40%。

专家提醒

当您或者您的家人发现您在睡觉后肢体会出现一定频率的抽动，没有太多的规律可循时，可及时来医院进行睡眠监测，通过监测可判断是否存在周期性肢体运动障碍。如果存在，需在医生指导下进行药物治疗，多选择拟多巴胺药物和苯二氮䓬类药物。

睡眠周期性肢体运动障碍是不宁腿综合征的临床表现之一，但是大部分睡眠周期性肢体运动障碍患者不知道自己出现了什么问题，耽误了就诊时机。事实上，睡眠周期性肢体运动障碍可发生于健康人群，尤其老年人，但也可见于其他睡眠障碍，甚至是多发性肌肉硬化和多系统萎缩等疾病，因此早期的筛查和就诊十分重要。

七、行走的睡眠人——睡行症

案例分享

小明是一名正在读小学三年级的学生，他最近一年开始出现奇怪的睡眠现象。一年前的一个晚上，他上床睡觉大概3小时后，突然起床，两眼似睁非睁，打开门，走到家门口，在院子里转了一圈之后，又自己走回床上，继续睡觉。小明的父母觉得很奇怪，不知道发生了什么事情，第二天问他，他什么也不知道。又过了1个月左右，他又在睡着后起来走动，嘴里还喃喃自语，不过妈妈问他在做什么的时候，他却毫无反应。这两次发作的时候，他都能安全地自己进出房间，没有被障碍物绊倒，这究竟是怎么回事呢？

何为睡行症？

睡行症又称"梦游症"，是一种以睡眠中出现行走或其他异常、复杂行为或活动为特征的睡眠障碍。很多人把这种情况称之为"梦游"，但是研究人员通过记录睡眠时期的脑电活动发现，这种现象通常发生在慢波睡眠期，而并不是在做梦较多的 REM 期，因此将其称为"梦游症"并不科学。儿童较多见。

睡行症在临床上主要表现为患者在入睡后的 2~3 小时内，突然起床，目光呆滞，漫无目的地走动，或做简单刻板的动作，如拿起被子、移动身体等；少数表现为较复杂的日常习惯性动作，如做饭、进食、驾车等。患者活动可自行停止，回到床上继续睡眠，醒后对发作过程毫无记忆。患者在发作时对环境只有简单的反应，易发生磕碰、摔倒等意外伤害，并且意识混乱，不易被唤醒，受到限制时可出现冲动或攻击行为。

多导睡眠图显示发病多在慢波睡眠期，常见于夜间睡眠的前 1/3 阶段的慢波睡眠期结束时。

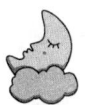

专家提醒

该病的治疗方式一般通过设法增加患者的总睡眠时间，帮助患者在睡眠之前把注意力集中到轻松愉快的意境中，可有助于减少睡行症的发生。当观察到患者正在发作时，要注意安全保护，而不要试图立即弄醒患者，以避免诱发冲动行为。发作频繁时，可在医生指导下进行用药，多选用苯二氮䓬类和抗抑郁药等药物治疗。心理治疗（如自我催眠和松弛疗法等）有助于去除一些影响睡眠的心理因素，可缓解症状。

八、深睡眠中惊坐起——睡惊症

案例分享

小强今年7岁，近一年来常常在夜间睡眠中突然惊醒，坐起来后显得恐惧万分，有时还吓得发抖，声音也跟着颤抖，似乎想要找地方躲起来，但是又动不了，也没办法说清楚自己的情况，不能站起来走动。妈妈抱着小强安静地坐一会儿后，他就又重新睡着了。第二天问他前一天晚上的情况，他什么也不记得。这种情况连续发生多次以后，小强的父母很担心，带他去看医生。医生给小强做了整夜的睡眠监测，刚好那天晚上小强又出现了一次这样的情况。当时的多导睡眠图显示，小强的

睡眠潜伏期缩短，快速眼动睡眠减少。小强在入睡后 54 分钟时处于慢波睡眠期，突然惊慌恐惧、哭闹，心率加快，呼吸节律不齐，肌电波幅增高，血氧饱和度无变化，脑电图仍是高幅慢波，未见痫样放电。2 分钟后小强清醒过来，仍显得恐惧，但对发作过程不能回忆。医生认为这是"睡惊症"。

何为睡惊症？

睡惊症是一种患儿突然间从慢波睡眠期觉醒，并且发出尖叫或呼喊，伴有极度恐惧的精神症状和行为表现。常见于 4~12 岁儿童。任何可能加深睡眠的因素均可诱发睡惊症的发作，例如发热、睡眠剥夺或者使用中枢神经系统抑制剂等。睡眠时间不规则、过度疲劳、情绪紧张以及心理创伤等情况也可以诱发此病发作。儿童睡惊症可能与遗传因素和发育因素有关。

睡惊症的发作多在入睡后的 0.5~2 小时之后，患儿突然坐起、尖叫、哭喊、双眼凝视、手腿舞动，表情恐惧、焦急，对外界刺激没有反应。常有不能理解的不自主言语，并伴有显著的如呼吸急促、心跳加快、面色苍白、出汗、瞳孔扩大、皮肤潮红等体征。患儿发作时意识模糊，呼之不应，持续 1~2 分钟后常能自行缓解并继续入睡；次日，对发作经过不能回忆或仅部分回忆，无完整生动梦境。多导睡眠图显示发病多在慢波睡眠期，常见发生于夜间睡眠的前 1/3 阶段的慢波睡眠期。

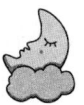

专家提醒

一般来说，不必试图在发作时将患儿唤醒。一般发作后数分钟内，患儿可以再次入睡。在治疗方面，要养成良好的睡眠习惯和规律的作息时间，避免减少患儿正常的总睡眠时间，以免形成过多的补偿性睡眠；帮助患儿在睡眠之前将注意力集中在正性想法、影像和情感方面。必要时，可以在医生指导下进行药物治疗，多可选用苯二氮䓬类药物。

九、把梦境当成现实——快速眼动睡眠行为障碍

案例分享

老王是一名司机，他的爱人发现老王在夜晚睡觉时出现了一些异常现象。在夜深人静时，老王会突然出现激烈的暴力动作，如挥拳、踢脚、大声呼喊，有时从床上滚到地上。老王的爱人被他这一系列举动吵醒，但老王却浑然不觉，只记得自己做了噩梦，梦中遇见了歹徒，自己同对方进行了激烈的搏斗。严重的是，这种情况几乎每周都会发生一次。半年下来，老王已经多次打破了自己的手，撞破了自己的头，还砸碎了床头的玻璃柜。

何为快速眼动睡眠行为障碍？

快速眼动睡眠行为障碍的特征是在快速眼动睡眠期出现的与梦境相关的复杂运动，多见于50~70岁的中老年人群。主要表现为睡眠中突发的、大幅度的运动行为，如在床上挥动手臂、踢腿、喊叫、起床，偶可出现磨牙、大笑、唱歌等。这些行为可以造成严重的后果，甚至对本人或同床睡眠者造成伤害。通常需要极大声音或者触动才能将患者唤醒。唤醒后的患者多数能描述刚才正在进行的、生动的、内容各异的梦境，梦境中的自己一般都伴有激烈动作。该现象一般在入睡90分钟后开始出现，发作频率在数周一次到每晚数次不等。通过多导睡眠监测可发现患者在快速眼动睡眠期出现异常的肌电活动，主要为颏肌肌电图显示肌肉紧张性过度增加，肢体肌电图出现大量动作电位并伴有异常行为。

专家提醒

在医生指导下进行药物治疗，此病往往可以得到较好的控制。患者服用小剂量的氯硝西泮一般可以取得明显的治疗效果。褪黑素可以减少患者的夜间运动症状。同时，应注意采取保护措施以防止继发性损伤，如床边安装护栏，床旁不要放置尖锐、易碎物品等。

十、恐怖的"鬼压床"——睡瘫症

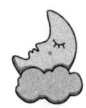

案例分享

小孙最近面临工作上的瓶颈，迟迟不能解决项目中遇到的问题。他最近晚上睡觉时会突然惊醒，睁开眼睛之后想翻身起床却一点儿力气也使不上，身体一动也不能动，想大叫也叫不出声，拼命挣扎数分钟之后才能完全清醒过来，但此时他会觉得很累，有时甚至满身大汗。这到底是什么问题呢？

何为睡瘫症？

睡瘫症，又称睡眠麻痹，俗称"鬼压床"，是指睡觉的时候突然恢复了知觉但是身体却不能动弹，仿佛有东西压在身上的感觉。睡瘫症通常发生在人刚进入睡眠或将醒未醒时，主要表现为一种半睡半醒的状态，此时人可以睁开双眼并看到周围事物的影像以及听到周围的声音，但是无法移动躯干和四肢，也无法发出声音，有时会产生幻觉并看到虚拟的影像，严重时会感到呼吸困难。睡瘫症更多见于青少年期或青年期，女性患者更为多见。多导睡眠监测可以发现患者的快速眼动睡眠潜伏期显著缩短，持续时间明显延长，快速眼动的密度也有所增加。睡瘫发作时，患者往往会在快速眼动睡眠期突然觉醒并出现上述感受与体验。

专家提醒

在压力过大、焦虑紧张、极度疲劳的状态下,人容易发生"鬼压床"的情况,但很少有人会连续发生。患者在平时要注意适当放松,多进行户外有氧运动,缓解心理压力。但如果此类症状频繁发生,严重影响到您的生活品质,则须及时向医生寻求帮助,并在医生的指导下使用药物进行治疗。

十一、"夜猫子"式作息也是病
——睡眠时相延迟综合征

案例分享

一位40岁的女性患者入睡困难已经有10多年了。周一至周五,她的上床时间是晚上11点,但是直到凌晨2~3点才能入睡;早上6点,她被闹钟叫醒,以至于她每晚只能睡4小时左右,因而每天都感到非常疲倦。周末时,她可以一直睡到早上10~11点,醒来后感觉神清气爽。她在白天很少睡午觉。她既往没有抑郁病史,最近在生活上也没有压力,完全没有喝咖啡的习惯。她很少在晚上11时睡着,因此她有时候会服用1片安眠药入睡,但不仅效果甚微,而且还令她第二天感觉昏昏沉沉。

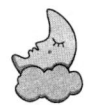

何为睡眠时相延迟综合征？

睡眠时相延迟综合征是指在昼夜周期中，患者的主睡眠时间出现后移。这些患者有明显的入睡困难，但是一旦入睡，睡眠的质量和数量均无明显异常。这是一种慢性睡眠-觉醒节律障碍。患者主要表现为不能按照社会环境的要求入睡和起床，入睡晚和起床晚是其主要特征，常在青少年期起病。根据患者的症状和主诉即可诊断此病，睡眠日记和多导睡眠图监测可以辅助诊断。

专家提醒

睡眠时相延迟综合征常见于青少年，30岁以后发病者少见，多数患者因影响日间功能而前来就诊。安眠药可以在正常的生物钟时间内暂时成功诱导睡眠，但是患者服药后在次日总是感觉头脑昏昏沉沉。时间疗法是这种疾病的传统治疗方法。其他治疗还包括：强光治疗，或者服用褪黑素。以上治疗都应在专科医生的指导下进行。

十二、早睡早起也要适度
——睡眠时相提前综合征

案例分享

患者男性，70岁，主诉早醒。自从他5年前退休以来，这个问题就日益严重。他通常的上床时间是晚上 9 点；他会在 5 分钟之内入睡，熬夜对他来说非常困难。晚上，他因为夜尿醒来两次，通常在午夜和凌晨 2 点，但是排尿后他会很快睡着。他一般会在早上 4~5 点自发醒来，之后就再也不能睡着了，但是他一般都在床上待到早上 6 点 30 分才起床，这使得他感到很苦恼。白天，他一直能够保持清醒，但需要在下午 1 点左右午睡 1~1.5 小时，否认精神沮丧或者抑郁。他有很多业余爱好，并且和妻子的关系很好。

何为睡眠时相提前综合征？

睡眠时相提前综合征是指患者的入睡与觉醒时间均比传统的作息时间显著提前。临床以持续性的早睡和早醒为特征。患者通常没有入睡困难或者在自发早醒之前的睡眠维持困难。晚上 9 点之后再上床睡觉对于这些患者来讲非常困难。这些患者在抱怨不能保持清醒状态进行夜间社会工作的同时，他们遇到的最主要的问题是晨间早醒。早醒使这些患者产生了焦虑情绪，使得他们认为没有获得完整的睡眠。然而，这些患者总体的睡眠时间和质量都是正常的，晨间早醒并不会引起生理问题。

专家提醒

睡眠时相提前综合征更多见于老年人，白天午睡

(减少了总的夜间睡眠需求)和晨起在阳光下散步会加重这种睡眠时相提前的现象。早上过早暴露于强光下会导致患者的睡眠时相提前；相反，在临近睡觉时间，患者暴露于强光会导致睡眠时相延迟，后者可能是治疗这种综合征的方法。一般室内的光线在重新设定昼夜节律方面还不够强；因此需要应用室外的日光或者特定的室内光照。避免日间午睡，强迫延迟上床时间，或者鼓励患者适当在强光下进行一些体力活动都是治疗睡眠时相提前综合征的可行方法。

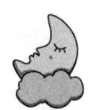

十三、混乱的白天黑夜——睡眠-觉醒节律紊乱

案例分享

患者男性，22岁，主诉在睡眠后无法恢复精力和体力。他在18岁高中毕业后待业在家，长期宅在家中，无法适应正常的作息时间，白天很难保持清醒，如果要参加日间活动，他感到非常困倦。过去3年，这种情况变得越来越严重。他很难固定正常的上床时间和起床时间，他在醒时的大部分时间采取坐位或者卧位，无法记录正常的睡眠作息时间。

何为睡眠-觉醒节律紊乱？

睡眠-觉醒节律紊乱是指睡眠与觉醒周期变得杂乱无

章、毫无规律，常发生于弥漫性脑病患者，对于无神经系统疾病的患者，可能是由于其本身不能适应传统的社会和环境时间线索，因而出现频繁的夜间失眠和日间瞌睡。偶见于慢性抑郁患者并发本病，因躯体疾病而长期卧床的患者也可患本病。亦可发生于单身独居的无职业者。临床表现主要为失眠和白天思睡、疲劳或者倦乏等。与同年龄正常人群相比，患者的主睡眠期被分成几个短睡眠期，可在一天中的任何时刻出现思睡，但在24小时中累计睡眠量基本正常，而每次睡眠周期的长度缩短。患者夜间睡眠的始发与维持存在困难或日间频繁打盹，或者两者兼有。

专家提醒

为了改善睡眠或者提高日间工作精力，一些患者可能会尝试使用各种药物，严重者可能出现药物依赖或者中毒。因而，专家建议患者记录睡眠日记，并到睡眠专科就诊，必要时行影像学检查。由社会或环境因素引起的睡眠-觉醒节律紊乱，称为外源型；由于脑功能障碍引起生理节律起搏点功能失常而出现的睡眠-觉醒节律紊乱，称为内源型。睡眠-觉醒节律紊乱的传统治疗首先是行为治疗，限制患者白天打盹的次数和长度，尽量让患者在传统意义上的睡眠时间进行睡眠，以逐渐重新建立规则的睡眠-觉醒周期，并适当鼓励患者在白天进行适量的体力活动。这种治疗计划的实施，需要有助手不断督促患者严格遵守睡眠-觉醒时间表。另外，可选择药物治疗及光疗，但都需要在专科医生的指导下进行。

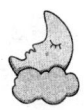

（邓佳慧　何　佳　张　斌）

第五章 睡眠与相关疾病

一、睡眠与肥胖

案例分享

秦先生是一名演员,很在意自己的身材。可是,他去年忙着拍广告,赶通告,经常需要晚上加班到很晚。他工作十分忙碌,经常熬夜,甚至到半夜或凌晨时才顾得上吃晚餐。他经常坐飞机去世界各地,因而经常需要倒时差。他赶完通告回到家,已是凌晨一两点,但又不得不在第二天早起上班。除了睡眠不足导致的黑眼圈外,最令人烦恼的是秦先生的体重不断增加。秦先生说自己一向很注意饮食,但体重却控制不住地增长,这给他带来了很大的困扰。经过与营养师和医生的交流,他才知道体重增加很可能是由于长期熬夜导致的,生活作息紊乱容易导致肥胖的发生。在医生的建议下,秦先生逐渐改变生活作息,适度锻炼身体,养成固定的睡眠和生活习惯。慢慢地,秦先生的体重逐渐降了下来,恢复了良好的身材。

睡眠与肥胖的关系

随着人们饮食结构的改变和社会压力的增加,肥胖

的发生率越来越高。最近的科学研究发现，除了饮食结构的改变外，缺少睡眠也是导致肥胖的一个重要原因[1]。经研究发现，睡眠时间短、睡眠障碍、生理节奏不同步与肥胖和2型糖尿病等代谢疾病具有明确的相关性[2]。

睡眠不足为什么会导致肥胖呢？

（1）睡觉后体内会分泌一种名为瘦蛋白（leptin，又名瘦素）的蛋白质激素。这种激素可抑制食欲、加速脂质的分泌。若睡眠不足，这种激素的分泌就会减少，从而增加进食量。

（2）熬夜的人，不仅晚餐吃得多，还偏爱吃含油脂丰富的食物，有时候晚餐过后还追加夜宵。在晚上睡觉后，这些"迟来"的热量就会在体内转变为脂肪储存起来，当脂肪累积到一定量后就可导致肥胖。

（3）睡眠缺失还会提高食欲刺激素（ghrelin，又称胃饥饿素）的水平。食欲刺激素的功能是让人感到饥饿，增进食欲，减缓新陈代谢，并降低机体燃烧体内脂肪的能力。

（4）缺少睡眠，入睡时间晚，会破坏人体生物钟节奏，降低身体的新陈代谢，导致热量消耗率降低，热量的消耗与摄入不能再维持平衡，多余热量就会转变为脂肪储存在体内，从而引起肥胖。

（5）缺少睡眠导致胰岛素功能异常。科研人员发现睡眠限制会降低2型糖尿病患者的胰岛素敏感性，并且睡眠障碍人群发生更为常见的特点是胰岛素抵抗而不是胰岛素分泌不足[3]。睡眠时间不足，导致胰岛素功能异常，这是造成肥胖的一个重要因素。

专家提醒

每天最好保持 7~9 小时的睡眠时间，这样不仅可预防黑眼圈、防止皮肤变差，对肥胖的预防也有不错的效果。如果有睡眠障碍，要积极地调整，比如锻炼身体等。如果自己调整不好，应及时到医院就诊，寻求专科医生的帮助。

二、睡眠与高血压

案例分享

张先生今年 55 岁，是一位教师，常年奋战在教学一线，对工作兢兢业业、勤勤恳恳，常常备课、批改作业到深夜。张先生曾在 45 岁体检时被告知血压异常，需注意。张先生有高血压家族史，父亲、姑姑等均有高血压，所以张先生也是患高血压的高危人群。医生建议张先生要多休息，保障睡眠时间，同时戒烟、戒酒。为改善血压，张先生逐渐减少工作量，晚上不再熬夜备课。慢慢地，他的血压情况有所改善，逐渐稳定。但是，张先生在 50 岁时，因家人生病，需连续在医院照顾患者，夜间不能得到充分的休息，血压又开始不稳定。经医生诊断，张先生的情况符合"高血压"诊断，医生建议张先生服用降压药控制血压。服用降压药物后,张先生的血压得到了控制。但张先生注意到,若他在夜间不能得到充足的睡眠,即使在服用降压药的情况下,第二天血压还是会出现波动,偶尔还会有头晕的情况,降压药的效果就会减弱;若夜间睡得好,第二天血压就会处于稳定。

睡眠与高血压的关系

高血压是一种常见的慢性病,我国人群中患高血压的比例约为四分之一。近年来,随着社会压力的增加、生活节奏的加快,高血压的患病率逐年增高,且呈现年轻化的趋势。众所周知,高血压是多种疾病的危险因素,高血压患者易发生脑卒中(中风)、冠心病等心脑血管疾病,且死亡率为正常人群的1.2倍。因此,寻找导致高血压的危险因素对于预防血压异常和平稳控制血压至关重要。

长期失眠会导致血压异常波动甚至高血压。长期失眠的人群存在一种生理性高觉醒的状态,这种状态的生物学基础是由于下丘脑-垂体-肾上腺轴以及交感神经系统的激活,且这些改变也是患者发展成为高血压的根本原因,所以长期失眠引发的体内环境变化会造成血压升高。其中入睡困难是导致高血压发生的睡眠问题之一。有报道称,如果躺在床上14分钟还没入睡,那么发生高血压的风险就会增加3倍,如果躺在床上17分钟还没睡着,那么高血压的发生风险就会增加4倍[4]。其他的睡眠问题，如早醒、睡眠片段化、醒后仍有疲惫感等也会造成血压的异常波动，时间一长就容易导致高血压的发生。睡眠呼吸暂停综合征患者发生高血压的风险更大，这类患者往往合并肥胖。肥胖和睡眠呼吸暂停会相互影响，大大提升发生高血压的风险。随着社会的发展，人们的生活习惯逐渐发生变化。在过去的50年，人们平均睡眠时间缩短了1.5~2小时，现在大约有三分之一的人每天睡眠时间不足6小时。长期的睡眠不足也会导致高血压的发生，若睡眠时间短于5小时，发生高血压的风险就会增加一倍。不过睡眠时间也不宜过长，保持7~8小时的睡眠时间最适宜。

此外，睡眠过程中的血压异常是多种疾病的风险因素。正常情况下，与白天清醒时相比，夜间睡眠状态下的血压值会降低10%~20%。当夜间血压没有降低或降低幅度小于10%时，会引发多种疾病，如难治性高血压、慢性肾病、糖尿病、睡眠呼吸暂停综合征等。研究显示，夜间血压值下降幅度低于5%时，患心血管疾病的风险增加20%[5]。且夜间的血压异常会使死亡率提高1.7倍[6]。若夜间不能保证正常的睡眠，则夜间的血压就不能有正常的调节功能，继而会导致高血压甚至其他疾病出现。

专家提醒

高血压是一种复杂的、病因不明的慢性病，其中遗传因素发挥着关键作用，目前高血压的预防工作主要是

针对非遗传的环境因素开展，如睡眠紊乱、肥胖、吸烟、饮酒等。保持良好的、健康的睡眠，可降低高血压的风险，延缓高血压病情。

三、睡眠与心脏病

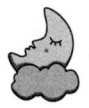

案例分享

老刘是一名货车司机。他为了多赚钱贴补家用，常年没日没夜地跑运输。近年来，老刘总觉得心前区疼痛，偶尔在剧烈的劳动后还会出现喘不上气的现象。他的家人很是担心，带着他到医院检查。经过心脏功能评估后，医生给老刘的诊断是心肌缺血，嘱咐老刘规律作息、减少体力活动。经一段时间的恢复后，老刘觉得自己已经康复，没有大碍，加上因家里需要用钱，老刘就又开始整日整夜地跑运输。一次，车正在行驶过程中，老刘突然觉得心慌憋闷，心前区剧烈疼痛，并出现面色苍白、冷汗直流。同伴看到老刘的状况，遂协助其停车，拨打了120急救中心电话将其送进医院。幸亏就医及时，老刘才有惊无险。原来老刘突发心肌梗死，但他不明白，自己已经调理好身体了，为什么还会出现这种问题。医生告诉老刘，心脏功能减退加上不规律的作息，无法保障充足的睡眠，使得心脏也无法得到休息，这才引发了心肌梗死。

睡眠与心脏病的关系

睡眠和心脏的健康是息息相关的。大家可能都有这种体会：如果连续熬夜或者有几天睡眠不好、睡眠时间特别短，那么就会感觉到心慌、胸闷。大量临床资料也证实，睡眠不好会增加冠心病、心率失常的发病率[7-8]；如果原来就有这些病史，那么在受到失眠或者睡眠不足的干扰后，这些病情可能会加重。此外，睡眠呼吸暂停综合征患者在夜间由于体内的低氧状态会对其心肌细胞造成一定的损伤，因而极易诱发心肌缺血的发生，会大大增加冠心病的发病率，甚至可以导致在夜间睡眠状态下心肌梗死的发生，以及增加猝死的发生率。

一项新的科学研究显示，包括白天的小睡在内，每天的睡眠时间不足5小时的人，其患心绞痛、冠状动脉性心脏病等心脏疾病和脑卒中（中风）的风险是有正常睡眠时长（一般指7~8小时）的人的1.2倍以上[9]。而睡眠时间在5~7小时的人也同样易患心血管疾病；每天睡9小时或更长时间的人，其患心血管疾病的风险是有7~8小时睡眠时长的人的1.5倍[10]。至于睡眠时间长短如何会影响一个人的心脏健康，目前我们无法确定其具体原因。不过，比较明确的是，睡眠时间长短影响内分泌和代谢功能，睡眠遭剥夺会导致糖耐量异常、胰岛素敏感性下降和血压升高，这些都是导致动脉硬化的原因。科学家们还发现睡眠不足对女性发生心血管疾病的影响更大。睡眠不足对女性体内激素的影响要显著大于其对男性的影响[11]。睡眠不足导致的内环境紊乱会破坏心肌细胞和血管内皮细胞的活性,造成心肌损伤和心脏供血不足。此外,在长期睡眠不足的基础上,若还存在其他睡眠问题,如入睡困难、睡眠维持困难、早醒等,心血管病发生的概率将会成倍增加。

同时,心血管疾病患者往往伴发睡眠问题,睡眠问题又会进一步加重心血管疾病,形成恶性循环。与正常人相比,心绞痛患者的睡眠效率(睡眠时长/卧床时长×100%)大幅降低,为84%,而正常人则达到95%。由左侧心力衰竭引起的心源性哮喘患者,往往在熟睡后1~2小时左右会突然憋醒,这是由于睡眠期间迷走神经相对兴奋,冠状血管收缩,使心肌缺血、缺氧;平卧时,回心血量明显增加,使心力衰竭加重,而不安定的睡眠又使交感神经系统突然兴奋,心率加快、血压增高,导致已经衰竭的心脏难以承受而出现心源性哮喘,从而引起失眠。

专家提醒

心脏的健康和好的睡眠关系非常密切。如果想有一个非常健康的心脏,首先要保证充足的睡眠,良好的睡眠质量。对于心血管疾病患者,好的睡眠也是稳定病情、延缓疾病发展的重要保障。对那些倒班、夜间工作或其他不得不缩短睡眠时间的人而言,偶尔好好地睡一觉对心脏健康很有帮助。

四、睡眠与糖尿病

案例分享

李女士是一家外企的白领,工作压力很大。作为项目负责人,她经常要熬夜。本来身体很好的李女士经过一个多月的高强度工作,经常感觉到口干、口渴、饮水多、牙龈肿痛、牙齿扣痛,或口腔内有灼热感觉;在项目完成之后,李女士仍然存在睡眠问题,要依靠催眠药才能入睡。后来,李女士去医院做了检查,医生诊断为2型糖尿病。李女士很惊讶,因为她从来没听说自己家族里有得糖尿病的人,于是她又复查了一次,结果仍为2型糖尿病。医生说,此病的主要原因是胰岛素抵抗,可能是由于长期熬夜、作息不规律导致的。在医生的建议下,李女士开始采用药物治疗来控制血糖。但由于工作关系,李女士还是常常加班,药物对血糖的控制效果非常不理想。医生告诉李女士,如果长期这样,李女士的糖尿病将会发展得很快。为了自己的健康,李女士换了一份相对规律的工作,药物控制血糖的效果也逐渐得到了改善。

睡眠与糖尿病的关系

现在,美国人平均每夜的睡眠时间仅为7小时。在

美国糖尿病学会年会上发表的研究指出,缺乏足够的睡眠可导致机体对胰岛素的敏感性降低,长此以往会增加糖尿病的风险。事实上,慢性睡眠剥夺,即每晚睡眠时间少于6.5小时,会产生胰岛素抵抗,与衰老、饮食不节制、慢性压力、不健康的生活方式一样,都是2型糖尿病的危险因素,还会影响激素分泌及新陈代谢。

耶鲁大学的一项队列研究发现,与每天睡眠时间为7小时的人相比,每天睡眠时间小于6小时的人患2型糖尿病的概率增加一倍,睡眠时间过长(大于8小时)的人患病率增加两倍[12]。

专家提醒

保证睡眠质量有助于改善糖尿病症状。糖尿病患者应关注自身的睡眠状况,在治疗糖尿病的同时也要提高睡眠质量。如果您或您身边的家人患有糖尿病,并存在睡觉打鼾和睡眠质量持续下降的问题,请及时到医院就诊。另外,糖尿病患者睡眠的姿势最好是右侧卧。根据中医的理论,右侧卧时,血归于肝,有利于对肝气的养护,可以缓解糖尿病的症状。现代医学认为,大部分糖尿病患者的血液循环都存在问题,右卧时,可以减少对心脏的压迫,促进血液循环,让更多的氧气供应给心脏和大脑,有助于预防心脑血管疾病的发生。

温馨提示:糖尿病患者睡醒后,不要急于起床,而是要先活动手脚和四肢,然后再缓缓地坐于床上,没有

不适反应后再下床活动,这样可以避免血糖和血压的波动,防止头晕、休克等问题的发生。

五、睡眠与胃肠道疾病

案例分享

王先生是一名程序员,每天在电脑旁边敲代码,并且晚上还经常通宵打游戏。同事调侃他每天顶着熊猫眼来上班。一有时间,他就趴在桌子上呼呼大睡。有时候晚上打完游戏又饿又困,吃着东西就睡着了。后来,王先生经常一吃东西就胃疼,并且还经常呕吐,吐出来的都是没有被消化的食物,出现食后胃胀、嗳气、反酸等消化不良症状。王先生去医院看医生,被诊断为胃炎。在了解到他的生活方式后,医生告诉他,如果他继续熬夜,不好好调整自身状态和生活习惯,即使吃药也不能把病完全治好。

睡眠与胃肠道疾病的关系

睡眠时间、睡眠姿势甚至睡眠习惯都跟胃肠道疾病的发生有着重要的联系。常见的与睡眠相关的胃肠道疾病主要有慢性胃溃疡、胃食管反流病(反酸)、消化不良等。部分人在睡觉时习惯双手枕于头下,这不仅会影响其血液循环,引起上肢麻木、酸痛,还会使腹压升高,

久而久之则引起胃内食物及胃液反流入食管，形成"反流性食管炎"。反流物长期刺激食管甚至会导致食管的恶变。另外，很多人中午小憩时，往往就选择在桌子上"趴"一会，但这很容易压迫胃部，增加胃的蠕动负担，造成胃部胀气，降低消化能力，影响营养的吸收，使胃部排空延迟，胃黏膜屏障遭到破坏，从而导致胃炎。在经过一周的晚睡早起后，很多人喜欢在周末或者节假日补眠。然而，就在补觉的同时，我们的胃却只能默默忍受着胃酸的伤害。长期睡眠不足容易导致胃溃疡，并会刺激胃癌基因的表达。此外，睡眠不足会降低胃部血液流量，减弱胃的自保能力，大大增加患胃溃疡的机会。

专家提醒

睡得不好容易引起胃肠道疾病，而胃肠道疾病也会使患者睡得不安宁。因此，对于胃肠道疾病患者，医生必须了解其睡眠状况及影响因素，在积极治疗其胃肠疾病的基础上，制订有针对性的干预措施，以提高患者的睡眠质量，促进疾病早日康复。应确定正确的睡姿：采取右侧卧位、四肢自然弯曲，使全身肌肉得到放松，不压迫心脏，消化系统能正常活动，进行良好的新陈代谢；睡觉不宜蒙头，以免影响呼吸，导致醒后头昏脑胀，造成精神不佳。对于中午在单位休息的上班族而言，最好是在办公室的沙发上、长椅上，或者自备一张折叠床，躺下小憩。若这些都难以实现，可以带上护颈枕，在办公椅上靠着眯一会。如果晚上的睡眠严重不足，可以利用午睡来补充睡眠。有句话说得好："中午不睡，下午崩溃。"因为人在一昼夜中有2个自然睡眠"峰期"，主要"峰期"在午夜2点多，次要"峰期"在下午2点左右，这说明午睡既符合睡眠规律，又补充晚间睡眠的不足。但特别需要强调的是：不应饭后立即睡觉。刚吃过午饭，人的胃内充满了食物，消化系统处于激活状态。如果这时午睡，则会影响胃肠道的消化，不利于食物的吸收，长期这样会引起胃病，同时也影响午睡的质量。

六、睡眠与肾病

案例分享

李女士，35岁，经常感觉到眼皮发胀，双腿水肿，不爱吃饭，睡不好觉。朋友也说她气色很差，建议她去医院看一下。经过检查，李女士被诊断为肾病综合征。在医院接受治疗期间，李女士的体重有所减轻，并且水肿也没有那么严重了，但是整个人的状态还是很不好。医生也很疑惑为什么症状明明减轻了，患者的整体感觉还更差了。在与医生沟通时，李女士主诉自己每晚睡不着觉，白天感觉浑身无力，像是得了很重的病，她担心再也不会好起来了。细心的医生根据李女士的病情，重新制订了治疗计划：首先，给李女士换了病房，选用光线更好、更加安静的房间，帮助改善其睡眠；其次，详细介绍病情，给李女士战胜疾病的信心，消除焦虑、紧张等消极情绪；最后，配合一定的药物治疗。又经过10余天的治疗，李女士的睡眠完全改善，其他不适症状也几乎消失了，她开始爱吃饭了，脸上也有笑容了，疗效十分明显。

睡眠与肾病的关系

过去十年间，全球慢性肾病的患病率增长迅速，特别在老年人中尤为明显。慢性肾病患者在成年人中占10%以上；在60岁以上人群中，这一数字可上升至20%，在70岁以上人群中，这一数字可上升至35%。慢性肾病患病率的快速增长往往与糖尿病、高血压和肥胖患病率的不断增长密切相关，但并不能完全解释慢性肾病患病率的增加情况。慢性肾病患病率的不断增加对患者和医疗系统都是一种挑战。睡眠呼吸暂停综合征和夜间低氧血症往往会导致肾功能下降和受损，这表明二者与导致肾功能恶化的发病机制有密切联系。

在最近20年，虽然睡眠呼吸暂停综合征的漏诊很常见，但睡眠呼吸暂停综合征的患病率仍然显示出急剧增加的趋势。

睡眠呼吸暂停综合征通过肾缺氧的直接作用以及氧化应激、内皮功能障碍、炎症细胞因子水平、交感神经活性和全身血压水平增加的间接作用来加速肾病的进展、

造成肾功能快速下降。

专家提醒

在治疗肾病尤其是慢性肾病时，一定要跟医生反映自身的睡眠情况、睡眠时长和睡眠质量等，以便让医生更好地制订治疗方案。在确诊之后，要相信医生，保持一种乐观、积极的心态，不要过度紧张、焦虑，应保证自己的睡眠质量，遵医嘱按时服药。

七、睡眠与骨骼健康

案例分享

小明是一名初三的学生。15岁的他比同龄人矮很多，曾有两次跟同学打篮球摔倒，腿骨折了。小明的父母很担心，因为在初中之前，小明的身高和同龄人还没什么差异，不知道为什么在初中之后，他的个头就不怎么长了。父母带他去检查的时候，医生说生长激素分泌正常，没发现什么问题。小明父母说小明虽然吃过钙片，但骨头还是有些脆。后来，医生跟小明沟通之后才知道，每天小明都在自己房间玩电脑，他父母都还以为他早早地睡觉了。小明说每天晚上打游戏到12点以后，有时候还跟同学聊天到很晚。医生对他进行了健康教育，与小明父母沟通并告知小明的骨骼不够健康很可能是因为长期缺乏睡眠导致的，因为骨质的生长受昼夜节律的影响很大。医生给小明制订了严格的睡眠计划，并要求小明父母对其进行监督。半年之后，小明去医院复查发现其骨密度恢复至正常水平。

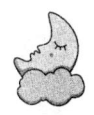

睡眠与骨骼健康的关系

骨骼或骨骼系统是为生物体提供支持作用的生命系统。骨骼是生命的支柱，是人类抵御能力的坚实基础，与身体其他部位的健康关系密切。骨质转换的昼夜节律对于人体的骨质健康非常重要。睡眠呼吸暂停综合征或许是引发某些个体出现骨质疏松症的原因。睡眠呼吸暂停综合征对睡眠时间和质量、机体氧气水平及其他健康问题有影响，进而对机体骨质代谢产生多种影响。台湾奇美医学中心的研究者在为期6年的跟踪调查后发现，睡眠呼吸暂停综合征患者确诊为骨质疏松症的概率高出正常人的2.7倍，其中女性和老年睡眠呼吸暂停综合征患者发生骨质疏松症的风险最大[13]。睡眠呼吸暂停综合征会导致身体缺氧，使个体的骨骼变弱，增加患有骨折和骨质疏松症危险，极大降低生活质量，有时甚至会增加死亡的危险。如果通过科学研究确定睡眠障碍可以影响骨骼代谢的话，那么这或许对于开发骨骼系统相关疾病的新型诊断方法及治疗手段带来极大的启发，对许多存在骨骼发育问题的患者而言将非常有意义。

专家提醒

青少年处于骨骼生长的重要阶段,要保证足够的睡眠才能使身体足够强壮。成年人如果出现骨质疏松等问题,在就医的时候,也要及时向医生提供自己的睡眠习惯等信息,让医生能更好地了解发病原因,以制订更合理的治疗方案。确诊之后,除了遵医嘱吃药,患者还要适当调整睡眠习惯。保证充足的睡眠是骨骼健康的重要保证。

八、睡眠与免疫系统疾病

案例分享

小张是一名医院的护士,刚刚参加工作,但经常熬夜倒班。才工作一年,她就经常感冒、发烧,扁桃体也经常发炎。小张以为是由于自己喝水太少上火了,没有太在意。不过,医院的医生建议她去检查一下身体,尤其是自身的免疫系统是不是出现了问题。小张在检查之后得知自身的免疫功能失调,小张说自己身体素质一直很好,也很注意饮食和锻炼。医生说小张的症状可能是由长期的睡眠不足,使得身体的免疫系统功能下降导致的,需要及时调理和治疗,否则会出现更大的问题。

睡眠与免疫系统疾病的关系

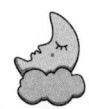

在中枢神经系统的控制下,人体的各个系统分工合作、密切配合,其中免疫系统是一个非常重要的组成部分。免疫系统的主要功能是防御外界病原微生物侵入机体而引起各种疾病。但如果人长时间不睡觉,则会导致这种抵抗力慢慢下降。美国宾夕法尼亚医学院的研究者对催眠与人体免疫力的关系进行了一系列研究[14]。结果表明,对存在免疫系统疾病的受试者施行催眠干预后,受试者血液中的T淋巴细胞和B淋巴细胞(两种重要的免疫细胞)水平均有明显升高。同时,接受治疗后的受试者在日常生活中面对压力时,可表现出更强的自信、自尊和独立能力。德国科学家对一组自愿接种甲型肝炎病毒疫苗(甲肝疫苗)的受试者进行了睡眠与免疫功能之间关系的研究[15]。研究发现,有足够睡眠的受试者比睡眠情况差的受试者对疫苗能够产生更强的免疫反应。这表明,经过充分睡眠休息以后,人的免疫系统能够对外来的入侵病毒发起猛烈的进攻。而那些长期得不到足够睡眠的人的免疫系统,则会在入侵的病毒面前显得力不从心,哪怕只有一个晚上没睡觉,人体内的抗体水平也能出现下降。

专家提醒

当人体的免疫功能失调或者免疫系统不健全时,下列问题可能就会反复发作：感冒、扁桃体炎、哮喘、支气管炎、肺炎、腹泻等。出现以上症状时要提高警惕，及时去医院就诊，通过医生的治疗并结合自身睡眠质量的改善，可以更好地提高抵抗力。

九、睡眠与癌症

案例分享

李女士是某三甲医院重症监护室的护士，从业近30年，因工作的关系，常常需要倒班。最近，她无意中发现自己左侧乳房的外侧皮下有硬物，触摸感觉其表面不光滑，且位置固定不改变。凭借其多年的临床经验，李女士担心此硬物是乳腺癌肿块，速去医院就医检查，医生给出的诊断是乳腺导管癌。让李女士不解的是，她并无乳腺癌家族史，以往也注重锻炼和饮食。那么癌症到底是怎么发生的呢？医生介绍说，工作压力大、常年的倒班工作，使机体正常的节律受到破坏，机体自我保护功能下降，这是导致李女士发生乳腺导管癌的重要因素。

睡眠与癌症的关系

近年来，随着社会压力的增加，人们的睡眠时间越来越短，且作息无规律，因而人们罹患各种癌症的风险也增加。那么，睡眠不良与癌症之间是否存在一定的联

系？现代科学研究对此问题给出了肯定的答案。长期的睡眠不良是癌症发生的独立危险因素，其中最常见的癌症类型是乳腺癌、前列腺癌和结肠癌。为什么长期睡眠不良会导致癌症的发生？那是因为睡眠-觉醒过程受体内激素的调节，其中最常见的激素是褪黑素。褪黑素在夜间分泌增多，早起醒后水平最低。它具有抗氧化性，可以保护我们体内的DNA不受损害。如果睡眠节律发生改变或者睡眠质量降低，我们体内的激素分泌就会发生改变，机体功能就会下降，保护DNA的能力也减弱，易引发基因突变，进而引起癌症的发生。长期的睡眠不足还会激发体内原癌基因的表达。此外，在已经罹患癌症的患者中，睡眠不好还会加快肿瘤生长速度，加重病情。睡眠变差时，体内的免疫系统功能就会受到影响，清除癌症细胞和促进正常机体功能恢复的能力也就随之降低了。

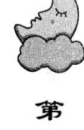

专家提醒

对于短期的睡眠不良或是经历应激事件后导致的急性睡眠不良问题，请您不必过分担心，但也不能大意，应及时调整，以尽快恢复正常的作息时间。但是，长期、顽固的睡眠异常或睡眠不足很可能是癌症的"帮凶"，需予以重视。出现睡眠问题时，应及时就医、改变应激环境，这是帮助改善睡眠的良好方式。

十、睡眠与死亡

案例分享

李某是一家外企的白领，进公司已经5年了，一直没能升职。但跟她一起进公司的小王，目前已经是项目经理。李某经常跟自己的爱人抱怨说自己本该多加班争取升职的。休息完周末回去上班的时候，李某没有发现小王，后来听同事说小王因为周末加班到很晚猝死在公司的休息室了。法医鉴定小王并没有什么器质性疾病，小王的家人也反映说小王平时并没有什么身体异常，但是经常凌晨三四点才睡觉，早晨又很早爬起来上班，甚至还经常通宵工作。法医说猝死的原因很可能就是长期缺乏睡眠导致的。后来，公司规定员工必须在晚上10点之前停止工作，离开公司。

睡眠与死亡的关系

关于睡眠时间与死亡危险率的关系，这10多年来国外有过多项大样本调查，得出的结论基本一致：成年人每天睡7小时，死亡率最低，而睡得过多或者睡得过少都会减少寿命。不过很多专家认为，和睡眠时间的多少相比，睡眠质量对人体健康更为重要。只要能快速入睡，醒来后精力旺盛，就是好的睡眠，没有必要一定要按照

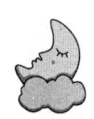

框定的作息表来调整自己的睡眠时间。一般而言,医生建议正常的成年人每天睡 6~8 小时为宜,不应短于 6 小时。60 岁以上的人每天需要 5~7 小时的睡眠时间;青少年或婴幼儿每天需要睡 10 小时以上。

除了夜间睡眠外,午睡时间也会影响寿命的长短。一般来说,午睡可以改善下午的精力,有助于高效的学习和生活。最佳的午睡时间为半小时,最长不要超过 1 小时。如果躺在床上睡不着,那不妨起床活动一下,这样也有助于改善夜间的睡眠,并可促进白天精神状态的恢复。

专家提醒

2015 年,由美国国家睡眠基金会组织的 18 人专家小组共同完成了"睡眠时间建议"的最新版本。0~3 个月新生儿的睡眠时长应为 14~17 小时;4~11 个月婴儿的睡眠时长应为 12~15 小时;1~2 岁幼儿的睡眠时长应为 11~14 小时;3~5 岁学龄前儿童的睡眠时长应为 10~13 小时;6~13 岁学龄期儿童的睡眠时长应为 9~11 小时;14~17 岁青少年的睡眠时长应为 8~10 小时;18~25 岁成年人的睡眠时长应为 7~9 小时;26~64 岁成年人的睡眠时长应为 7~8 个小时;大于 65 岁的人睡眠时长应为 5~7 小时。可根据自己的年龄段适当调整睡眠长短。不过,人与人之间也不尽相同,如果每天的睡眠时长足以使你白天保持充沛的精力,就没有必要严格按照这个标准。

十一、睡眠与抑郁、焦虑

案例分享

王某在某年 6 月份前陪护儿子住院治疗疾病期间，出现紧张不安、情绪低落。他十分担心儿子的病，经常向医生哭诉，与医生商讨儿子的治疗方案时，经常犹豫不决，情绪也不稳定。王某经常失眠，每天只能睡 4～5 小时。2 个月以来，王某的病情加重，整日忧心忡忡，话很少，每天只有在吃饭时与家人简单说几句话；活动少，动作缓慢，总爱躺在床上，感觉没有精神。他担心家里没有钱为儿子治病，因此戒烟戒酒，不看电视，不让家人吃肉。他时常对以前做过的事情感到自责，向妻子承认他曾替别人做担保太草率。王某感到终日不能入睡，逐渐陷入绝望，多次说不想活了，并曾试图自缢，幸好被家人发现并制止。王某的症状就是典型的抑郁表现，引发严重的睡眠问题，而睡眠问题反过来又加重情绪不良。王某的睡眠问题若能得到解决，则他的情绪状态也将得到显著改善。

睡眠与抑郁、焦虑的关系

抑郁、焦虑在一定程度上是一种"社会病"。随着社会压力的逐渐增大，患病的人也越来越多。据估计，大约有四分之一的人会在人生某个阶段中出现心理问题。而心理问题往往会引发睡眠障碍,例如出现焦虑的人往往晚上躺在床上翻来覆去睡不着,脑子里就像过电影似的反复担心一些事情。一般来说,发生急性应激事件时,正常的反应会使人处于警觉的状态,以应对不良的环境和事件,这时就容易表现出焦虑,进而引发失眠,比如快考试的时候,学生会因为担心考试成绩不理想而出现失眠的情况。而在抑郁、情绪低落的人群中,睡眠也往往存在问题,表现为睡眠连续性差、易醒、睡眠深度不够,但也有些人会表现出睡眠过多的情况。过去的观点认为,睡眠障碍就是抑郁症的症状之一,但现在的观点认为睡眠不良和抑郁情绪会相伴出现,但两者之间又是相对独立的,在治疗的时候不仅要解决患者的情绪问题,还要改善其睡眠状况。

情绪问题会引发睡眠不良,而睡眠不良也会使白天的情绪状态发生改变。有过熬夜经历的人都会发现自己在熬夜后会变得急躁、易怒,而连续熬夜后的人会变得精神萎靡、做事提不起兴趣,且在睡眠恢复后,这种情绪状态也不能很快得到缓解。此外,情绪状态的改变也会导致睡眠紊乱的加重,形成恶性循环。

专家提醒

慢性抑郁或焦虑都是心理不正常的表现。如果抑郁、焦虑症状持续时间较长且严重影响到睡眠时,就应及时就医。睡眠状况改善后,情绪状态也会得到明显的好转。

十二、睡眠与药物依赖

案例分享

阿明是广东的一名技工。刚工作的时候,他受朋友的唆使开始吸毒,后来被带到强制戒毒所戒毒,出来之后,去美沙酮门诊进行维持治疗。护工在跟阿明的交流中,发现他总是走神,还总打哈欠,精神状态也不好。阿明说感觉戒毒很辛苦,每天都睡不好觉,有时候还会梦到用海洛因的场景。护工意识到问题的严重性,强烈建议阿明去睡眠科看医生。阿明去看了专科医生,医生开了一些苯二氮䓬类药物。服药后,阿明的睡眠状况得到了改善,整个人的精神状态好了很多。后来,他很感激地跟护工说,当初坚持不下去的时候,本想去找他的"老朋友"拿"白粉"用,还好听了护工的话去看了医生,不然就前功尽弃了。阿明还积极地向其他一起接受美沙酮维持治疗的患者推荐他的睡眠医生,阿明也成为他们社区的戒毒"模范"。

睡眠与药物依赖的关系

药物滥用者若同时患有睡眠障碍,则增加了晚上滥用安眠药来促进睡眠和白天滥用其他兴奋剂来维持清醒的危险性。同时,药物滥用本身有可能导致睡眠障碍,而睡眠

问题又促进了药物滥用的复发率。药物滥用合并睡眠障碍较常见，药物滥用患者（比如海洛因成瘾者）由于受到毒品的长期刺激，出现失眠的状况则更多。海洛因成瘾者的睡眠障碍包括：难以入睡、睡眠不深、易醒、多梦、早醒、醒后不易再睡、醒后感受不适、疲乏或白天困倦。美沙酮维持治疗的患者普遍反映存在睡眠问题，并且很多患者由于睡眠问题长期得不到改善，精神状态下降，会有要借助海洛因进行自我麻痹的想法，这极大地打击了患者战胜毒瘾的信心。提高吸毒患者的睡眠质量，可以防止复吸的发生，对社区的戒毒工作意义重大。

专家提醒

为了避免因为失眠引起的各样继发症状而阻碍戒毒效果，患者及其家属应该积极地创造良好的睡眠条件，避免过多的噪音干扰患者的正常作息；另外，患者日常活动的空间需要保持空气流通、阳光充足。患者本身要积极寻求帮助，遇到睡眠问题要去正规医院向医生求助，配合医生找到失眠的根本原因，控制心瘾。

十三、睡眠与痴呆

案例分享

62岁的王大爷一直有睡觉时打鼾的习惯，随着人到中年发胖以后,他打鼾更加厉害了,有时还伴有睡眠中不能呼吸甚至被憋醒的情况;而且他睡得非常浅,每晚总要醒四五次,白天则感到头昏沉沉的,反应很慢。王大爷早在50岁左右时已经有些记忆不好,总是想不起东西放在什么地方,出去买菜也记不住要买些什么,需要提前写个纸条,但烧饭、打扫卫生等家务他能正常干。王大爷的老伴和儿子觉得他年纪大了,记性差无大碍,不影响生活就行。但是这种"记性变差不影响生活就行"的念头让他们在日后为之付出了代价。近2年来,王大爷开始不愿意出门,早晨起来就坐在电视机前,看电视时喜欢打盹儿,晚上吃过晚饭后早早地就要上床睡觉,凌晨1~2点就醒了,醒来后不能继续入睡,只能在家里来回踱步,搞得家人也休息不好。他的记性越来越差,老伴刚交代的事情他转头就忘了,儿子这才拉着王大爷来医院看睡眠问题。王大爷的磁共振成像报告为脑萎缩,全面检查后医院的诊断是阿尔茨海默病,即"老年性痴呆",而且已经发展到了中度。

睡眠与痴呆的关系

痴呆是影响老年人健康的一大类疾病,最常见的是阿尔茨海默病和血管性痴呆。随着人类寿命的延长,痴呆的发生率也逐渐升高。睡眠不良会增加罹患痴呆的风险,包括失眠、打鼾、睡眠时间缩短或延长以及白天的

嗜睡都会对中老年人群的脑功能产生重要的影响。即使未发展到痴呆的地步，睡眠不足也会加速脑的衰老，表现为记忆力受损、注意力不集中、反应迟钝等。此外，轻度认知功能损害的人若伴发睡眠障碍，其发展成痴呆的速度也会大大高于睡眠正常的人。

在痴呆的患者中，睡眠障碍也是一个非常突出的问题。痴呆患者由于脑结构和功能的损害，导致脑内生物节律中枢也发生了改变，常常出现昼夜颠倒的现象。痴呆患者睡眠障碍可表现为入睡困难、晨间早醒、睡眠维持能力明显下降、睡眠中频繁出现觉醒、睡眠呈片段性。由于夜间睡眠质量下降，白天患者常常出现嗜睡、精神不济的情况，为家人的护理带来不便。若能改善老年性痴呆患者的睡眠问题，痴呆的疾病进展会相对有所减慢，改善患者的生活质量并延长寿命。

专家提醒

虽然随着年龄的增加，人会出现生理性睡眠改变，但睡眠障碍仍是困扰中老年人的常见问题，经常未引起人们的足够重视。睡眠障碍往往在痴呆、帕金森病等患者有临床表现前的数年甚至十余年出现。如果您或家属正受到睡眠不良的困扰，请早期就诊，及时治疗，从而延缓甚至预防老年性痴呆的发病。

十四、睡眠与性功能障碍

案例分享

王先生和太太结婚3年了。以前王先生单身的时候，经常约着同事打篮球、健身，身材一直保持得不错。可结婚后，太太每天给他做好吃的，锻炼也少了，他身材就走了形，肚子也逐渐大了起来。太太发现王先生不仅身材与结婚前不一样了，睡觉也不一样了，现在他睡觉爱打呼噜了。除此之外，王先生的性功能也逐渐下降。二人计划着想要个孩子，就到医院看看王先生到底得了什么病。医生检查后告诉王先生和太太，王先生睡眠中爱打呼噜的问题导致他的睡眠质量显著下降，进而影响了他的性功能，医生建议王先生减肥并侧身睡以保持良好的睡眠，性功能会逐渐恢复。

睡眠与性功能障碍的关系

睡不好觉不仅会让人心情烦躁、精力减退，还会影响夫妻之间的性爱关系。如果一个男性连续7天睡眠不足5小时，其体内的雄激素水平就会明显降低，进而性欲也会大大降低。每天只睡5小时的男性，体内的睾酮水平会降低10%～15%，尤其在下午2点到晚上10点时，睾酮水平最低。睾酮是男性体内重要的雄激素，睾酮缺乏会引起性欲减退、注意力不集中、疲劳等，还会影响肌肉力量。正常情况下，体内雄激素的水平会随着年龄的增加而逐渐减退，睡眠不足导致的雄激素分泌减退会加速人的衰老过程。

睡眠不好不仅会影响男性的性欲，同样也会造成女性的性功能减退。美国的一个科学家小组进行了一项科学研究，想看看睡眠质量差会对女性性爱质量产生怎样的影响[16]。研究者招募了170名年轻、健康状况良好的女性志愿者。她们需要每天填写表格来记录自己的性欲望、性唤起、性高潮的情况，以及她们性生活和自慰的情况，同时，还需要报告自己睡眠的情况，睡了多久、用了多长时间入睡等等。研究发现，睡眠质量对于女性的性生活有着直接的影响。睡眠质量好的女性，性欲的情况会更好，她们与伴侣性爱的次数也更多。睡眠时间每增加1小时，女性和伴侣性爱的可能性就增加14%。不仅如此，研究还发现，睡眠质量好的女性在性唤起方面遇到的问题也更少。

对于不同年龄的男女，睡眠对较为年轻的人群的性生活影响最大。与已步入中老年期的夫妻相比，有60%的新妈妈因为缺乏睡眠而性欲低下，84%的夫妻认为，是睡眠不足、睡眠质量差夺走了他们共同的"性"趣。通常在孩子很小时，夜间父母需要经常醒来照顾孩子，他们最缺觉，性爱频率最少，其在性爱过程中也总伴随着不安和焦虑。睡眠时间增加后，他们的性功能情况就大大改善了，"性"不再是夫妻俩生活以外的话题，就连他们日常对视的眼神也充满了温情,家庭关系更加和谐、幸福。

专家提醒

要想拥有满意的性爱,首先要睡好觉。不论男女,良好的睡眠对性功能都至关重要。对于孩子年龄尚小的父母,提倡让孩子自己睡觉,这不仅培养了孩子独立的人格,也有利于父母的良好睡眠。

十五、睡眠与孕期不良事件

案例分享

32岁的小陈在26岁那年有过一次流产的经历,之后就一直怀不上孩子。小陈着急,她老公着急,她婆婆和妈妈也都急着抱孙子。经过努力,小陈终于怀上了自己的孩子,高兴之余,小陈也有担心,怕这个孩子再像之前的孩子一样,所以万事都小心翼翼,生怕保不住孩子。在一次例行体检中,医生发现小陈的血糖偏高,建议小陈少吃主食、甜食等,以防对孩子产生不良影响。小陈很疑惑,她在平时吃东西时很注意,怎么血糖还会有问题?小陈这下坐不住了,开始反复上网查找相关资料,生怕自己的身体出现异样。由于反复的担心、焦虑,她的睡眠开始变差,晚上她往往躺在床上睡不着,而越睡不着，她越是担心，怕睡不好又对孩子产生影响。一来二去，小陈就开始整夜整夜地睡不着。在之后的复诊中，医生告诉小陈，虽然饮食注意了，但她的血糖控制仍然不见好。问明原因之后，医生建议小陈夜间尽量保证足够的睡眠时间。无奈之下，小陈在丈夫的陪伴下又来到医院的睡眠医学中心，考虑到小陈在孕期不宜服用药物，医生建议给小陈做心理治疗以改善睡眠。

睡眠与孕期不良事件的关系

良好的孕期睡眠对孕妈妈和宝宝的健康都非常重要。但是，怀孕期间，由于激素的变化和怀孕带来的身体不适，一些孕产妇会产生睡眠问题，对孕产结局产生一定的影响。一般来说，初产妇的睡眠问题较经产妇多。由于初产妇缺乏妊娠经验，对妊娠和分娩均具有较大的恐惧心理，容易担心孕产期的不良行为，会对婴儿造成影响。这种紧张、焦虑的心态会直接导致失眠。随着睡眠变差，孕产妇在白天的精神也会受到影响，比如出现情绪低落、焦虑紧张加重，情绪问题会反过来再干扰睡眠。此外，影响孕产妇睡眠的因素还有尿频、抽筋、腹部膨隆导致的睡姿问题等。

胎儿生长发育所需的营养来自于母体。孕妇若睡眠不好，则体内的激素水平会产生波动，进而影响胎儿的发育。长期的睡眠紊乱会导致早产、低体重儿等情况出现，严重者甚至会引发流产、死胎等。虽然上述事件的发生率相对较低，但还是需要引起大家的重视。除对胎儿的影响外，睡眠不良也会对母亲本身造成影响，其中关联最密切的是产后抑郁。多数发生产后抑郁的妇女在怀孕期间往往都有睡眠不好的主诉。此外，妊娠期糖尿病、先兆子痫等也和睡眠障碍密切相关，尤其是睡眠呼吸障碍。在孕期由于体重增加，部分孕妇会发生睡眠呼吸暂停综合征，导致孕妇体内代谢紊乱，进而加大其患妊娠期糖尿病、先兆子痫等疾病的风险。

专家提醒

睡眠障碍是孕产妇的常见问题，以往多被大家所忽略。若孕产妇发生连续的睡眠变差、睡眠中"打呼噜"，应及时就医，寻找专科医生的帮助。及时纠正睡眠问题是保障母婴健康的一项重要措施。

十六、睡眠与儿童青少年健康

案例分享

强强是一名六年级的小学生。面对小升初的考试压力，强强每天回家后不仅要完成学校老师布置的繁重作业，还要上父母给报的课外辅导班。几乎每晚强强都要忙到 11 点多才能睡觉，而早上 6 点多就要起床，到学校学习，每天强强的睡眠时间只有 7 个多小时。而强强的

外婆看见孩子完成课业作业这么辛苦,就顿顿都为强强做好吃的,晚上还做夜宵给他吃。慢慢地,强强的体重越来越重。最近的一次模拟考试中,强强的成绩明显下降了,父母担心强强考不上好的初中,便赶到学校向老师打听强强在校的表现。强强的老师反映强强近期上课出现打盹的现象,总是不能集中注意力。这下强强的父母着急了,又带着强强到医院求助医生。经过系统的问诊和多导睡眠监测,医生告诉强强的父母,强强白天嗜睡、注意力不能集中的原因是强强得了阻塞性睡眠呼吸暂停。强强的父母不解,为什么小小的孩子会得这个病呢,这个病又为什么会影响他白天的学业表现呢?医生解释道,强强现在的体重超标,导致颌面部结构改变,引发阻塞性睡眠呼吸暂停,长期的睡眠不足,夜间睡眠效率降低、易醒等会影响孩子白天的精力,导致学习能力下降。

睡眠与儿童青少年健康的关系

中国青少年研究中心在2011年发布的《中国少年儿童十年发展状况研究报告(2009-2010)》显示,2010年,我国中小学生在学习日的平均睡眠时间为7小时37分,比2005年减少了1小时22分;有近80%的中小学生存在睡眠不足的问题;在周末也有超过70%的中小学生有睡眠不足的情况。中小学生的睡眠问题,关系到他们的健康成长,影响其身心发展。

近年来，我国中小学生由于课业负担过重，睡眠时间持续减少。一般来说，睡眠时间的需求随年龄增加逐渐减少。对于6~12岁的儿童和青少年来说往往需要保证每天至少10小时的睡眠时间；而对于6岁以下的儿童，需要的睡眠时间往往更多。但现在的中小学生课业压力越来越重，业余时间还要上课外补习班；尤其是在面临升学压力的学生中，这种现象更为明显，使得中小学生的睡眠时间日益减少。同时，伴随来自父母和老师方面压力的增加，中小学生中出现压力性失眠的比例也开始逐渐增高。在青少年群体中，发作性睡病等嗜睡症也存在高发的情况。一般发作性睡病患者的发病年龄在15岁左右，患者会在白天出现过度嗜睡、猝倒、睡眠麻痹和在入睡前出现幻觉等表现。一旦家长和老师发现孩子出现某些嗜睡的表现时要多加注意，予以重视。因为发作性睡病会造成患者摔倒，极易导致外伤。近年来，随着饮食结构的改变，营养过剩导致中小学生出现肥胖的比例逐渐增多。肥胖的儿童和青少年易患睡眠呼吸暂停综合征，当孩子在睡觉过程中有"打呼噜""憋气"等情况时，家长应该给予重视。此外，其他睡眠问题，如异态睡眠（包括梦游症、梦语症、磨牙症等），虽然发病率较低，但是绝大多数发生在儿童和青少年时期，需要家长予以关注和重视。

以上几种常见于中小学生的睡眠障碍问题，产生的原因各不相同，有的是由于遗传因素，即个体本身存在疾病的易感性，例如发作性睡病；有的是由于先天性解剖结构的缺陷或者不健康的生活方式,例如扁桃体肿大或者肥胖引起的睡眠呼吸暂停综合征;有的是由于大脑的某些区域发出了错误的信号,导致睡眠状态可以同时混杂觉醒状态,例如异态睡眠中的梦游和梦语等;还有的是由于精神压力的加重,睡眠结构被长期干扰造成失眠。

这些睡眠障碍,无论哪一种,毫无疑问都会给正常的生活造成困扰。夜间睡眠质量的下降,必然会导致中小学生第二天上课的精力难以集中,长此以往会导致学习成绩的下滑,给学生的心理造成更大的负担;而精神压力的加大必然会导致睡眠障碍持续反复地发生,形成恶性循环。此外,某些嗜睡的疾病会直接影响学生白天的学习状态,导致学习成绩下降。当孩子遇到睡眠问题时,家长和老师应该及时给予关注,以防止不良后果的产生。

专家提醒

首先,保证舒适的睡眠环境,尤其是对于睡眠环境较为敏感的儿童和青少年,例如调整卧室的温度、湿度、噪音状况、空气状况等等,光线的黯淡、被褥的清洁舒适、远离噪音的干扰是保证睡眠质量良好的一个重要前提;其次,保证生活规律,例如按时起床,杜绝懒床的习惯,在周末及其他休息的时间也保持规律作息。

参考文献

[1] Davies SK, Ang JE, Revell VL, et al. Effect of sleep deprivation on the human metabolome. Proceedings of the National Academy of Sciences, 2014, 11 (29): 10761-10766.

[2] Schmid, SM, Hallschmid M, Schultes B, The metabolic burden of sleep loss. Lancet Diabetes & Endocrinology, 2015, 3 (1): 52-62.

[3] Kita T, Yoshioka E, Satoh H, et al. Short Sleep Duration and Poor Sleep Quality Increase theRisk of Diabetes in Japanese Workers With No Family History of Diabetes. Diabetes Care, 2012, 35 (2): 313-318.

[4] Yun L, Vgontzas AN, Julio FM, et al. Insomnia with physiological hyperarousal is associated with hypertension. Sleep Medicine, 2015, 65 (3): 644-650.

[5] Ohkubo T, Hozawa A, Nagai K, et al. Prediction of stroke by ambulatory blood pressure monitoring versus screening blood pressure measurements in a general population: the Ohasama study. Journal of Hypertension, 2000, 18 (7): 847-854.

[6] Ben-Dov I, Kark JID, Ben-Arie L, et al. Predictors of all-cause mortality in clinical ambulatory monitoring: unique aspects of blood pressure during sleep. Hypertension, 2007, 49 (6): 1235-1241.

[7] Ayas NT, White DP, Manson JE, et al. A prospective study of sleep duration and coronary heart disease in women. Archives of Internal Medicine, 2003, 163 (2): 205-209.

[8] Gottlieb DJ, Yenokyan G, Newman AB, et al. Prospective study of obstructive sleep apnea and incident coronary heart disease and heart failure: the sleep heart health study. South China Journal of Cardiology, 2011, 122 (3): 352-360.

[9] Westerlund A, Bellocco R, Sundstrom J, et al. Sleep characteristics and cardiovascular events in a large Swedish cohort. European Journal of

Epidemiology, 2013, 28 (6): 463-473.

[10] Kasai T, Floras JS, Bradley TD. Sleep Apnea and Cardiovascular Disease: a bidirectional relationship. Circulation, 2012, 126 (12): 1495-1510.

[11] Matthews KA, Zheng H, Kravitz HM, et al. Are Inflammatory and Coagulation Biomarkers Related to Sleep Characteristics in Mid-Life Women?: Study of Women's Health Across the Nation Sleep Study. Sleep, 2010, 33 (12): 1649-1655.

[12] Yaggi HK, Araujo AB, McKinlay JB, Sleep duration as a risk factor for the development of type 2 diabetes. Diabetes Care, 2006, 29 (3): 657-661.

[13] Chen YL, Weng SF, Shen YC, et al. Obstructive sleep apnea and risk of osteoporosis: a population-based cohort study in Taiwan. Journal of Clinical Endocrinology & Metabolism, 2014, 99 (7): 2441-2447.

[14] Whitehouse WG, Dinges DF, Orne EC, et al. Psychosocial and immune effects of self-hypnosis training for stress management throughout the first semester of medical school. Psychosomatic Medicine, 1996, 58 (3): 249-263.

[15] Lange T, Dimitrov S, Bollinger T, et al. Sleep after vaccination boosts immunological memory. Journal of Immunology, 2011, 187 (1): 283-290.

[16] Kalmbach DA, Arnedt JT, Pillai V, et al. The impact of sleep on female sexual response and behavior: a pilot study. Journal of Sexual Medicine, 2015, 12 (5): 1221-1232.

(师 乐 林 潇 刘梅颜)

第六章 睡眠的自我调整

一、温馨的睡眠环境

何为温馨的睡眠环境？

温馨的睡眠环境是指有利于睡眠的卧室环境，主要包括卧室色调、卧室灯光、卧室功能等内容。卧室色调应尽量避免过于鲜艳。卧室墙壁的颜色以白色为佳，若想为卧室墙壁添点颜色，尽量选择浅色偏冷的墙漆或壁纸，如浅蓝色、淡绿色等。

卧室灯光不宜太亮、太刺激。柔和、偏暗的灯光，会促使人入睡。老人和习惯起夜的人，可以选择在卧室安装夜灯。

卧室功能越简单越好，最好只用来睡觉。尽量不要在卧室安装电视。对于失眠的人来讲，不要在卧室里做与睡眠无关的事情，如看电视、听音乐、看书等。

卧室是否必须保持绝对的安静呢？很多失眠的人，对于声音非常敏感，哪怕一丁点的声音也会感到心烦意乱。因此，很多人会带着耳塞睡觉或者把卧室改造成绝对的隔音。其实，适当的声音刺激可以让人睡得更香。睡眠环境噪音太大，肯定会影响人的睡眠。但睡眠环境绝对的安静，也会让人感觉不安全、睡眠浅。

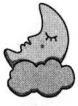

▌专家提醒

在床上看电视、听音乐、看书等是最常见的不良睡眠习惯，可能会导致失眠。失眠患者在进行自我调整时，最重要的是不在床上做与睡眠无关的事情。

二、舒适的寝具

▌何为舒适的寝具？

寝具主要包括床、床垫和枕头等。舒适的寝具需要符合人体工程学原理，让人在睡眠时感觉舒服。首先，床宽大小应适宜，以人肩宽的3倍为宜。床太宽，容易让人产生心理不安；床太窄，人容易掉床或活动受限。其次，床垫软硬需适中。床垫太软，易导致腰椎疾病；床垫太硬，人体感觉不适。再次，枕头高度以自己的拳高为宜，宽度以自己的肩宽为宜，软硬应适中。

▌专家提醒

腰椎间盘突出患者，床垫需偏硬，以硬板床为宜。腰椎间盘突出患者如果睡软床，病情可能会加重。睡觉打鼾的人，使用的枕头不宜过高，因为枕头过高，会加

重打鼾，甚至出现呼吸暂停。

三、规律的作息

何为规律的作息？

规律的作息主要是指要保持相对固定的入睡和起床时间，让人建立自己的生物钟。作息时间不规律，容易导致入睡困难、频繁醒来、早醒等问题。至于最佳的入睡和起床时间，目前没有定论，只要保持规律就好。但从中医养生角度来讲，理想的睡眠应为"子时而息、日出而作"，即子时（也就是晚上11点）前入睡、早晨太阳升起来的时候就要起床。日出时间会随着季节的变化而变化，夏天日出比较早、冬天日出比较晚。因此，夏天时人们应起得早一些，冬天应起得晚一些。

专家提醒

对于经常需要值夜班的人来说，由于作息不规律，更容易出现失眠的问题。建议值夜班的人，下夜班后不要过度补觉，以上午适量睡眠为宜，下午尽量不睡并增加体育运动。

四、最佳睡姿

何为最佳睡姿?

睡姿主要有4种,即:仰卧、俯卧、左侧卧和右侧卧。不同人群的最佳睡姿也不一样。对于没有特殊身体疾病的人来说,仰卧是医生推荐的最佳睡姿。对于打鼾的人,仰卧睡眠会加重打鼾。俯卧,即趴着睡,容易压迫心脏、肺等脏器,影响呼吸,加重心、脑血管疾病。但俯卧睡眠对腰椎疾病患者有好处。左侧卧睡眠会压迫心脏,是较不健康的睡姿。右侧卧睡眠对于打鼾的人来说,是非常好的睡姿。

专家提醒

打鼾也可能是一种睡眠疾病。如果您打鼾并伴有呼吸暂停,那么您可能患有阻塞性睡眠呼吸暂停,需要到睡眠医学科就诊并进行多导睡眠监测。

五、睡前冥想

何为冥想?

冥想(meditation)又称为静坐,是正念心理治疗中

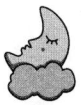

最重要的方法之一,对于改善睡眠有很好的效果。冥想方法如下:

冥想姿势:盘腿而坐。盘腿的方式有双盘(两只脚均置于对侧大腿上)、单盘(一只脚置于对侧大腿上、另一只脚置于对侧大腿下)、散盘(双腿交叉,双脚均不置于大腿上)等,任何盘腿方式都可以。腿脚需覆盖衣物等以保暖。臀下垫一约6厘米厚的硬垫。坐的地方不能太软。如果实在无法盘腿而坐,也可以坐于椅子上,双腿自然下垂、交叉;双手叠放(右手在上、左手在上均可),掌心朝上,拇指相抵,置于肚脐下4横指处;身体保持正直;双肩放平、放松;舌尖轻抵上颌(上牙根后),嘴唇轻轻闭合;眼睛半闭,观看鼻尖方向;头颈保持正直,略微低头。

冥想技巧:意念专注于呼吸并数呼吸次数。一吸一呼为一次。冥想初期,因为杂念过多,会经常走神,从而忘记刚才数了几次呼吸。走神时,温和地用呼吸把意念拉回来,并重新开始数呼吸次数;面部保持微笑,尽可能让内心喜悦;只要环境安静,任何时间都可以做冥想练习。每次冥想时间以45分钟为佳。冥想初期因为腿脚疼、麻等原因而无法坚持很长时间,所以可以在初次尝试时用较短时间,此后循序渐进增加冥想时间;冥想结束时,搓手并以掌心捂眼,再拍打腿脚以缓解盘腿所致疼、麻感。腿脚疼、麻感减轻或消失后再站起。站起时应缓慢,以避免突然改变体位导致头晕、眼花,谨防摔伤。

专家提醒

失眠患者睡前进行 30~45 分钟冥想，有利于身心放松，促进睡眠。上床后 20 分钟无法入睡，或者睡眠中间醒来后 20 分钟内不能再次入睡，均可以离开床进行 30~45 分钟的冥想练习，然后再重新上床尝试入睡。如果仍然无法入睡，可以继续进行冥想练习，如此反复。

六、睡前暗示

何为睡前暗示？

睡前暗示包括：

（1）当入睡困难时，有意识地想象那些最能使自己感觉舒适、温馨、宁静的美好情景，比如自己被白云围绕着，慢慢地往上飘，越飘越高，好像失去了重力。在发挥想象的同时，全身放松，让呼吸缓缓地加深。

（2）用积极的语言来鼓励自己，消除消极语言，换个角度来看待引起烦恼的事情。比如，由于目标设定过于理想化而没有达成时，与其不停地抱怨自己没有做好，还不如在睡前心里默念："人无完人，我只是目标设定的太高了，太急于求成了，以后把每个目标设置的客观些，每天有一点点进步就好"或"要允许自己前进道路上出点差错。重要的是，知道错在哪里，及时修正，下不为例"。

（3）不要抱着"一定要快点睡着"或者"今天又睡不着了"的疑虑，因为不得不睡的强制观念反倒妨碍身体进入睡眠模式。

（4）不必去思考那些无需多虑的问题，应养成良好的思维习惯。

专家提醒

积极正确的睡前暗示可以帮助失眠患者释放或缓解压力，改善夜间的睡眠质量。

七、科学饮食

何为科学饮食？

首先，一定要吃早餐。现在有许多人因为生活忙碌而选择不吃早餐。然而，不吃早餐会打乱生物钟，导致出现失眠的情况。由于人体的内脏也有生物钟，因此饮食和睡眠的关系非常密切，只要每天按时吃三餐，可以调整体内的运作机制，就对睡眠有好的影响。一天三餐时，可以选择一些含有氨基酸、矿物质等营养物质的食物，重点在于保持饮食均衡的生活习惯。

其次，最好不要在睡前吃东西。晚餐最好在睡前2～

3小时结束,不要吃太多东西。因为在睡前吃东西,胃部的消化活动会在睡觉后还持续进行,让身体处于兴奋状态,反而会使人睡不着觉。睡觉时如果血糖上升,会导致夜间的生长激素分泌量大为减少。如果遇到晚上非要吃东西的情况,可以选择容易消化的杂烩粥、稀饭等清淡的食物,切忌食用辛辣食物。

以下几种食物可以促进睡眠,包括:

(1)睡前一杯水:不仅有助于睡眠,还能预防脑卒中、心脏病等。

(2)食醋:当白天劳累过度,难以入睡时,可用一汤匙食醋兑入温开水后慢服,饮后静心闭目。

(3)糖水:如果心情烦躁发怒,可饮用一杯糖水。因为糖水可以促进体内血清素产量增加,利于人体入睡。

(4)牛奶:当身体因为压力积累,而呈现情绪不稳和精神紧张等不安状态时,可以在睡前喝一杯热牛奶。牛奶中含有色氨酸,是人体8种必需氨基酸之一,它不仅有抑制大脑兴奋的作用,还能使人产生疲倦感。但是,由于牛奶本身也有一定的热量,因此最好选择低脂牛奶。

(5)水果:因过度疲劳而失眠的人,临睡前可以吃适量香蕉、大枣、苹果、梨等,因为这些水果含有较为丰富的色氨酸。

(6)少许面包:吃少许全麦面包将有助于促进胰岛素的分泌,胰岛素在大脑中转变成血清素,有助于色氨酸对大脑产生影响,促进睡眠。

（7）其他食物：小米粥，鲜藕炖烂加蜂蜜，葵花籽，莲子，大枣等。

睡前不要使用兴奋性物质：

（1）酒精可干扰睡眠。睡前过度饮酒会导致第二天出现"早醒"（比平时提前觉醒至少2小时，醒后不能再睡）的状况。

（2）吸烟不但对身体不好，而且香烟中的尼古丁有提神作用，不利于睡眠。因此，最好不要在睡前1~2小时内吸烟。

（3）咖啡、浓茶等含有兴奋性物质的饮料，易导致入睡困难，一般下午4点钟以后就不要饮用。

（4）高蛋白质、高脂肪的食物会使人体产生难以消化的酸性物质，刺激肠胃影响睡眠。晚餐要以清淡、易消化食物为主。

专家提醒

饮食影响睡眠质量的好坏，科学的饮食有助于睡眠。

八、适度运动

何为适度运动？

适度运动主要指运动时间、运动量、运动方式等方面要适度。运动时间以白天为宜，睡前3小时内应避免进行大量运动。运动量因人而异。一天的运动量一般应在30分钟以上或步行至少3公里，最好每天坚持运动或者每周至少5次运动。运动方式以有氧运动为宜，如散步、快走、慢跑、游泳等。对于中老年人来说，运动完"心率+年龄"一般不应超过170。例如，如果你今年70岁，那么你运动完的心率不能超过100次，否则就是运动过度了。

专家提醒

睡前剧烈运动往往会加重失眠。因此，失眠患者应避免睡前3小时内进行大量运动。

九、沐浴之效

何为沐浴？

"沐浴"即洗澡。在入睡前沐浴能够改善睡眠质量，缩短入睡的时间，以及能把深睡眠集中在睡眠最初的时间段。比如，上床前沐浴，入睡时间能缩短三分之一到六分之一。

怎么才能让沐浴的效果最好？

若要提高沐浴的效果，则需考虑如下两个问题：

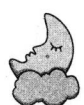

（1）何时沐浴？最好在睡前2小时沐浴，这时效果最好。

（2）洗澡水的温度如何掌握？洗澡水以温水为宜，只要沐浴使体温上升 0.5~1℃，就能有利于实现最佳睡眠。

另外，晨起后，水温稍微低一点的沐浴可以让我们振作精神，也可以提高人对夜间睡眠的满意度。

专家提醒

尽量规律地控制睡前沐浴的时间。总结沐浴的最佳效果，就是一句话："睡前2小时在温水中沐浴30分钟会带给你良好的睡眠"。

十、香薰之功

香薰疗法

香薰疗法，即利用植物精华发出的芳香气味，将精华油涂在皮肤上，通过按摩使精华油经皮肤吸收；或通过香薰灯吸入等方式，来刺激人的神经系统，使机体发生一系列变化，达到改善睡眠状况目的的一种治疗方法。

不同植物精油散发的芳香气味对人体产生的效果不同，归纳起来大概有如下几种：

1. 催眠、安神功能

茉莉油、橙花油、春黄菊油、牛藤草油、薰衣草油、罗勒油、鼠尾草油、葛缕子油、大茴香油等。

2. 苏醒、兴奋功能

薄荷油、桉树油、柠檬油、香茅油、罗勒油、马鞭草油、鼠尾草油、百里香油、迷迭香油、洋葱油、大蒜油等。

3. 治腹泻功能

大蒜油、春黄菊油、百里香油、杜松油、姜油、薰衣草油、薄荷油、檀香油、肉豆蔻油、丁香油等。

4. 治流行性感冒功能

大蒜油、春黄菊油、肉桂油、柠檬油、百里香油、薰衣草油、薄荷油、鼠尾草油、洋葱油、迷迭香油、桉树油、牛藤草油等。

5. 健胃功能

葛缕子油、牛藤草油、丁香油、迷迭香油、洋葱油、鼠尾草油、薄荷油、姜油、百里香油、肉桂油、罗勒油、大蒜油等。

6. 促进食欲功能

罗勒油、紫苏油、月桂油、柠檬油、甘牛至油、百里香油、刺柏子油、肉豆蔻油、姜油、洋葱油、大蒜油等。

7. 治偏头痛功能

柑橘油、柠檬油、薰衣草油、迷迭香油、罗勒油、薄荷油、樟脑油、桉树油、桉叶油等。

8. 戒烟功能

柑橘油、柠檬油、香柠檬油、丁香油、肉桂油、肉

豆蔻油、肉豆蔻衣油、姜油等。

这里我们主要了解有催眠、安神功能的香薰治疗。

香薰治疗的方法

- 在适度密闭的空间内栽培具有催眠、安神功能的芳香草本植物，如：香蜂草、罗勒、迷迭香、薰衣草、薄荷、天竺葵、百里香、香艾草、香水百合及蝴蝶菊等。人每天可在这些植物丛中畅游，尽情呼吸这些芳香植物散发出来的气味。

- 可采摘适量具有催眠、安神功效的花朵，安插在卧室床头的花瓶中，这不仅起到美化环境作用，而且还起到安眠效果。

- 可购买具有催眠、安神作用的香精油，将香精油放入香薰灯中或擦抹于皮肤上并按摩吸收，或者滴入浴缸中以便人在泡澡时闻嗅等。

香薰不比镇静、安眠药物，不要奢望短时间就会起到很明显作用。通常会在使用一段时间后才会开始出现效果。

香薰疗法的安全性

因香薰种类及功效的不一致性，精油的品质及纯度不同，使用方法及适应证也不同，所以需在专业人士的指导下进行。比如，一些精油不能直接接触皮肤，必须要先涂抹基底油和用分散剂稀释后才可使用；有些人会对某些气味有过敏反应；高血压、低血压、心脏病等患者慎用香薰疗法；打预防针前后24小时禁用；某些精油（如柠檬精油、香橙精油等）可吸收紫外线，不宜在白天使用等。某些精油也会对人体产生不良反应，如紫苏油、薄荷油能引起子宫收缩，孕妇禁用。

专家提醒

一定要在专业人士的指导下选择适合自己的香薰疗法。

十一、按摩精要

何为按摩？

按摩：用手或器械在人身体的表面部分进行推、按、捏、揉或敲打，以促进血液循环，通经络穴位，调整神经功能的行为。

按摩分为中式按摩、泰式按摩、港式按摩。

中式按摩：以经络穴位按摩为主，手法渗透力强，可以放松肌肉，解除疲劳，提高人体免疫能力，达到疏通经络、平衡阴阳、延年益寿之功效。还可以改善大脑供血和供氧的状态，使得过度兴奋的神经中枢处于抑制状态，从而进入睡眠状态。针对失眠症状的不同，可按摩不同穴位。

泰式按摩：以活动关节为主，无穴位之说，手法简练而实用。浴后经泰式保健按摩，可使人快速消除疲劳，恢复体能，还可增强关键韧带的弹性和活力，达到促进体液循环、保健防病、健体美容之功效。

港式按摩：更讲究舒适感。和中式按摩相比，在手法上多了滚揉和踩背，少了点按穴脉。多用于沐浴后身体和心灵的放松。

按摩之功效

缓解入睡困难：按摩印堂穴可宁心安神，能够使人有困乏入睡之感；按摩太阳穴可疏通头部经络、气血，改善脑部血液循环；按揉百会穴可宁神定志。

缓解入睡困难的按摩手法：

1. 按摩印堂穴

方法：用拇指顺时针按摩印堂穴，时间为 1~3 分钟，速度和力度应适中。

2. 分抹前额

方法：用拇指从印堂穴到前额发迹再到两侧太阳穴按摩。

3. 分抹眼眶

方法：用拇指或示指（又称食指）从眼眶的内侧向外侧按摩，时间为 1~3 分钟，速度适中，力度稍轻。

4. 按摩百会穴

方法：用拇指从印堂穴到百会穴点揉，时间为 1~3

分钟，速度适中，力度由轻到重。

缓解多梦易醒：按揉内关穴能够宁心安神；按揉神门穴能够宁心安神、宽胸理气；按揉三阴交穴能够调理病后失眠，调整脾胃、补益肝肾。

提高睡眠质量的穴位按摩手法：

1. 按摩内关穴

方法：拇指按揉，时间为 1～3 分钟，速度和力度适中。

2. 按摩神门穴

方法：拇指按揉，刺激 3～5 次，速度适中，力度由轻至重。

3. 按摩三阴交穴

方法：中指、多指或拇指点揉，时间为 1～3 分钟，速度和力度适中。

缓解早醒性失眠：按摩大鱼际。中医理论认为，早醒是由肺火旺所致。而心经和肺经都经过大鱼际，按摩大鱼际可以祛除心肺之火。

按摩方法：双手的手指互相交叉，手掌相对，向相反方向对搓大鱼际。时间为 2～3 分钟，直到搓热为止。

选穴按摩

失眠穴：顾名思义，即为治疗失眠的穴位，又称经外奇穴。人体共有三个失眠穴，分别称为第一失眠点、第二失眠点及第三失眠点。

第一失眠点：位于足底跟部，足底中线与内、外踝尖连线相交处，即脚跟的中心处。主治失眠、脚底痛等，是解决失眠症的特效穴位。按摩该穴具有镇定亢奋的神经，使人进入深度睡眠的功效。按摩手法：按压或拳头敲击此穴，时间为1分钟左右。

第二失眠点：人在站立情况下，5个脚趾的最前端。用手指依次从大脚趾的相应部位向小脚趾按压，再从小脚趾向大脚趾按压，这样反复做10次。

第三失眠点：整个大脚趾的足底部分，用手指按压1分钟即可。

助眠穴：具有镇静、助眠的作用。

1. 印堂穴

位置：两眉头连线的中点处。

操作：用中指螺纹面按揉2分钟。具有镇静安神的作用。

2. 攒竹穴

位置：两眉头凹陷处。

操作：用双手示指或中指指端按揉1分钟。具有清肝明目的作用。

3. 太阳穴

位置：眉梢与眼外眦之间，向后约1寸（约3.33厘米）的凹陷处。

操作：用双手中指的指端按揉1分钟。具有醒脑安静的作用。

4. 安眠穴

位置：耳垂后的凹陷与枕骨下的凹陷连线的中点处。

操作：用双手中指指端按揉2分钟。具有镇静、助眠的作用。

5. 率谷穴

位置：耳尖直上1.5寸（5厘米）。

操作：用双手中指指端按揉2分钟。具有除烦镇静的作用。

6. 内关穴

位置：腕部横纹上2寸（约6.66厘米）。

操作：用拇指端螺纹面轻轻按揉约1分钟。具有宁心安神的作用。

7. 神门穴

位置：小指侧腕部横纹头凹陷处。

操作：用拇指指端轻轻按揉1分钟。具有助睡安眠的作用。

8. 三阴交穴

位置：小腿内侧，足内踝尖上3寸（10厘米），胫骨内侧缘后方。

操作：用拇指指端轻轻按揉1分钟。具有除烦安眠的作用。

足浴按摩治疗失眠

中医理论认为，人的五脏六腑功能在脚上都有相应的穴位或反射区，促进气血运行，从而调节人体阴阳平衡与肝功能。有效按摩三阴交穴（定位见上文）、涌泉穴

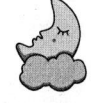

（在足底部，蜷足时足前部凹陷处，约当足底第 2、3 跖趾缝纹头端与足跟连线的前 1/3 与后 2/3 交点上）、太冲穴（位于足背侧，第一、二跖骨结合部之前凹陷处）、太溪穴（位于足内侧，内踝后方与脚跟骨筋腱之间的凹陷处）等能改善睡眠，配合中药沐足效果更佳。

按摩的禁忌证

（1）各种骨折、骨关节结核、脊髓炎、骨肿瘤、严重的老年性骨质疏松症。

（2）各种急性传染病，急性穿孔等急症。

（3）严重心、脑、肺部疾病或体质过于虚弱者。

（4）有出血倾向或患有血液病者。

（5）治疗部位有严重皮肤损伤及皮肤病患者。

（6）有开放性损伤，或曾做过血管、神经吻合术者。

（7）妊娠期、月经期内女性的腹部、腰骶部、髋部不宜进行按摩。

（8）极度疲劳、醉酒、神志不清者不宜进行按摩。处于饥饿状态、饭后 1 小时以内及剧烈运动后，均不宜进行按摩。

专家提醒

辅助适量具有镇静、安眠作用的精油按摩对改善睡眠质量的效果更佳。

穴位按摩的效果和按摩手法息息相关，尽量在专业按摩师的帮助下进行。

十二、太极拳之神

何为太极拳？

太极拳是基于太极阴阳之理念，用意念统领全身，通过入静放松、以意导气、以气催形的反复习练，结合易学的阴阳五行之变化，中医经络学、古代的导引术和吐纳术形成的一种内外兼修、柔和、缓慢、轻灵、刚柔相济的汉族传统拳术。

太极拳对失眠之功效

大量研究表明，太极拳对睡眠障碍有很好的疗效。太极拳对大学生亚健康状况失眠、多梦的有效率达81.3%[1-2]。荟萃分析结果显示太极拳锻炼可改善老年人的睡眠质量，但疗效的持久性仍需更多高质量的随机对照研究验证[3]。多导睡眠监测仪证明太极拳对抑郁症患者失眠障碍的疗效与西药治疗效果相当。

太极拳通过意念、呼吸与动作配合，促进大脑神经细胞的功能完善，使人体神经系统兴奋和抑制过程得到协调，对失眠有较好的防治作用。

专家提醒

练习初级阶段，需专业人员指导，熟练后，可以自练。

十三、瑜伽之精

何为瑜伽？

瑜伽是一种运动方式，通过体位法、呼吸法、冥想法等，达到身体、心灵与精神的和谐统一。

瑜伽之功效

瑜伽，可以有效地缩短睡眠潜伏期，降低唤醒水平，延长总睡眠时间。

瑜伽调息能有效地增强血液循环，调整神经、脊髓、心脏等内脏器官的功能，并能清除因身体紧张而引起的思维混乱，它甚至可在缩短每日所需睡眠时间的同时，让头脑保持清晰稳定，令整个精神状态变得平静和积极。

瑜伽体位练习，是将肌肉调整到放松状态下的自然拉伸，然后保持这种自然的伸展，同时全部意念集中于受到拉伸的部位。对身体而言，这种放松并意念集中的拉伸可以消除可能影响睡眠的身体和精神压力，放松背部和腿部肌肉，平静神经系统，让肩部、脖子和肺部更柔软，获得更好的呼吸，伸展脊柱并帮助消除可能影响睡眠的便秘，让你的身体和思想得到完全的放松。瑜伽对神经系统（特别是对脑部）有良好的调节效果，影响睡眠质量的一个很大原因就是心理压力和变化，通过一些瑜伽练习可以很好地调节和缓解我们的心理压力，以放松大脑皮质，从而使我们更加快速地入睡。

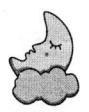

帮助睡眠的瑜伽体式

1. 犁式

作用：犁式能使体内的血液暂时回流，清理血液中沉积的杂质，促进全身的血液循环，滋养整个脊柱神经系统，减轻背痛和腰痛，改善新陈代谢，缓解头痛。

动作：仰卧，双腿向前伸直，双足并拢，手臂放于身体两侧。吸气，手掌轻轻向地板用力，抬起双腿离开地面。呼气，双腿继续上抬到达头部的上方后，臀部和下背部离开地面。放低双足，直到足尖触地，保持自然的呼吸。

2. 肩倒立式

作用：改进血红蛋白含量，补充大脑和腹部器官的活力，新鲜血液滋养整个头部和面部皮肤，同时按摩甲状腺和甲状旁腺，维护肾上腺的正常，增进性控制力。

动作：起步同犁式。或在犁式基础上直接进行。将双腿向上伸直，背部离开地面，以肩部着地。保持自然呼吸。

3. 仰卧放松功

作用：放松身体各个部位，有助于进入睡眠状态，是治疗神经衰弱、紧张和失眠的好办法。

动作：身体平趟于地板上，双臂双手自然打开，手心向上，脊椎伸展。闭上眼睛，保持腹式呼吸5～10分钟。

晚上练完瑜伽后，最好过15～20分钟后再去睡觉；睡前做瑜伽，虽然累，但可以让身体彻底放松，有助于进入深睡眠。

练习瑜伽的注意事项

平时练习瑜伽时，需要注意以下事项：

（1）高血压、癫痫、心脏病患者避免做有"倒立式"的瑜伽。

（2）最好每天练习，做完一个完整瑜伽动作后，记得躺下以摊尸式休息。

（3）做瑜伽时最好空腹。

（4）量力而行，不可逞强，动作应缓慢，不可骤然用力，不要刻意追求"标准"。

（5）宜在安宁、通风良好的房间内练习。

（6）入浴前后半小时不要做瑜伽：血液循环过快、血压过高、筋肉过软，都容易让身体受伤。

（7）不宜穿着太紧身的服饰练习瑜伽。

（8）饭后及月事头两天视人身体状况决定练习与否。

（9）练习场地不宜太硬或太软。

（10）一有不舒服，立即停止练习并休息片刻！

> **专家提醒**

练习瑜伽初期，尽量在专业瑜伽教练的帮助下进行。

参考文献

[1] 尹辉，杨靖．太极拳运动对大学生亚健康状态的康复作用．中国组织工程研究与临床康复．2007，11（39）：7991-8001．

[2] 樊旭，宋海英，刘诗若，等．多导睡眠监测仪监测不同养生功法干预心脾两虚型抑郁症睡眠障碍患者的临床研究．中华中医药学刊，2015，33（6）：1404-1408．

[3] 黄毛毛，穆卫强，郑国华．太极拳锻炼对老年人睡眠质量影响的系统评价．康复学报，2015，25（4）：56-61．

（王　丰　孙　伟　李素霞）

第七章　常见睡眠障碍的治疗对策

一、失眠的治疗

失眠往往由心理、生理、疾病等多种因素所致，因此，治疗措施应从多方面考虑，根据2016年《中国失眠障碍诊断和治疗指南》[1]的意见，目前临床上使用的治疗方法主要有心理行为治疗和药物治疗。

心理行为治疗

1. 心理行为治疗的目标

心理行为治疗的目标除了针对失眠患者的不良心理以及行为因素的改善外，还针对患者信心的改变，增强患者自我控制失眠症的信心。总体的治疗目标如下所述：

● 确认促使失眠持续化的不适宜行为和认知错误。

● 让患者了解自己对失眠的错误认知，并重塑有助于睡眠的认知模式。

● 使用特定的行为方式来消除努力入睡与增加的觉醒次数之间的关系。尽量减少觉醒后赖床的时间，同时加强床、放松及睡眠之间的积极联系。

● 形成一种规律的睡眠–觉醒时间表，健康的睡眠习惯和良好的睡眠环境有利于重塑睡眠生理周期，增加

日间的睡眠驱动力。

- 使用其他心理学干预和行为学治疗的方法来消除常见的心理生理性觉醒和对睡眠的焦虑。

2. 心理行为治疗的形式

应用于治疗失眠的心理行为治疗包括一系列不同特定的形式。目前证实单独实施有效的心理行为治疗包括：刺激控制，放松训练，认知行为疗法（CBT-I）联合或者不联合放松疗法。治疗失眠时，这些治疗方法是首选的标准治疗方法。虽然一些其他形式的治疗方法（如睡眠限制疗法、矛盾意向法、生物反馈法、光照疗法等心理和行为疗法）也比较常见，而且也有一些研究报告证明其有效性，但是这些疗法并没有达到普遍有效性。另外，目前并没有足够的研究支持单独实施睡眠卫生教育可以获得确切的疗效。但事实上每一位失眠患者在治疗开始时都应该得到充分的宣教并尝试实践。当睡眠卫生教育疗法与其他疗法联用充当辅助疗法时，往往可以取得很好的疗效。

以下主要介绍针对失眠常用的心理行为治疗，包括：放松训练、刺激控制疗法、睡眠限制疗法、重建睡眠相关信念、睡眠卫生教育、音乐疗法和催眠疗法。

（1）放松训练：失眠患者往往因为对睡眠过度担忧而在睡眠时表现出过度警觉、紧张的情绪，这些情绪往往又可能导致患者难以入睡或夜间频繁觉醒。放松治疗可以缓解上述因素带来的不良效应，其目的是降低失眠患者睡觉时的紧张与过度警觉性，从而促进患者入睡，

减少夜间觉醒，提高睡眠质量。该疗法适合夜间频繁觉醒的失眠患者。

放松训练是治疗失眠最常用的非药物疗法，其目标是减少卧床时的觉醒时间和夜间觉醒，主要方法包括渐进性肌肉放松、自律训练、意向训练、冥想、生物反馈等。不同方法的侧重点各异，训练的初始阶段需在专业的指导下进行，并应坚持每天练习 2~3 次，练习环境要求整洁、安静。放松疗法可作为独立的干预措施用于失眠治疗，也可与 CBT-I 联用。主要的指导方式包括影像、书籍和医患面对面沟通等。操作要点如下：

● 睡前 1 小时在昏暗的灯光下通过深呼吸、伸展运动、瑜伽、听放松的音乐等活动进行放松训练，使自己从日间的压力中放松下来，提高睡眠质量。

（2）刺激控制疗法：失眠患者的睡眠紊乱往往导致患者产生沮丧、担忧等不良情绪，倾向于采取赖床等方式来试图继续入睡或缓解疲乏。但是卧床时过多的觉醒状态，使大脑产生了床与觉醒（而不是睡眠）之间的消极联系。而刺激控制疗法就是通过减少卧床时的觉醒时间来消除患者存在的床和觉醒、沮丧、担忧等这些不良后果之间的消极联系，尽量使患者在卧床时的大部分时间处于睡眠状态，从而重建一种睡眠与床之间积极、明确的联系，以使得患者迅速入睡，严格执行规定的睡眠作息以促使稳定的睡眠-觉醒时间表的形成。刺激控制疗法可作为独立的干预措施来应用。

刺激控制疗法是治疗失眠的最常用方法之一，一般由 5 个指令组成，具体如下：

- 仅在感到困意时卧床睡觉，而不是因为疲惫。
- 如果卧床已超过 20 分钟仍无法入睡，则起床离开卧室，待再次感到睡意时再返回卧室。
- 尽量减少在床上进行干扰睡眠的活动，如进食、看电视、听广播或思考问题等。
- 不论前夜睡眠时间长短，每天早晨均应按时起床。
- 避免日间小睡。

（3）睡眠限制疗法：失眠患者往往企图用增加卧床时间来增加睡眠的机会，或通过卧床来缓解白天的疲乏、精力不足，而这往往使患者睡眠质量进一步下降。睡眠限制疗法通过缩短夜间睡眠的卧床时间，增加了睡眠的连续性，直接提高了睡眠效率，并且通过禁止白天的小睡，来增加日间的睡眠驱动力。同时，因为有了固定的睡眠-觉醒时间，睡眠的生理周期也得到了调整与巩固。当睡眠的持续性得到改善时，睡眠时间限制可以适当放松，以便患者能够通过睡眠得到充分休息，同时为新出现的睡眠持续做准备。这一疗法的目的并不是为了延长总睡眠时间，而是为了改善睡眠持续性以及提高睡眠质量。这和刺激控制疗法的目的一致，都是通过最小限度地缩短在床上的觉醒时间，来重建床和睡眠之间的积极联系。

首先了解一下睡眠效率的算法：睡眠效率=实际睡眠时间/卧床时间 100%。睡眠限制疗法的最终目标是将

卧床时间减少到与实际睡眠时间相等，即实现100%的睡眠效率。

> **实战演练：**
>
> 假如你平均每晚卧床时间为8小时，而实际睡眠时间仅为6小时，那么治疗开始时只允许每晚卧床6小时。若前一周的平均睡眠效率超过85%，则将卧床时间增加15～20分钟；若前一周的平均睡眠效率低于80%，则将卧床时间缩短15～20分钟，使得睡眠效率维持在80%～85%之间；每周进行一次调整，直至实现最佳睡眠持续时间。

（4）重建睡眠相关信念：失眠往往是由于人过分关注睡眠并且担心失眠对第二天产生不良影响引起的，而这会增加觉醒时间、干扰睡眠。重建睡眠相关信念旨在改变异常的睡眠信念，如不切实际的期望（如每晚都必须睡满8小时）、错误的归因（如失眠完全是由生理失调造成的）、放大失眠带来的后果（如失眠可能会对健康产生严重的影响）等。重建睡眠相关信念的主要内容如下：

- 保持现实的期望。
- 不要将日间的损失归因于失眠。
- 不要一直想着让自己尽快入睡。
- 不要过于重视睡眠。
- 不要因为一个晚上的睡眠不佳而小题大做。
- 允许自己有失眠的时候。

(5）睡眠卫生教育疗法：不良的生活、睡眠习惯以及不佳的睡眠环境往往是失眠发生与发展中的潜在危险因素。睡眠卫生教育的主要目的是帮助失眠患者意识到这些因素在失眠的发生与发展中的重要作用。找出患者的不良生活与睡眠习惯，询问患者的睡眠环境，从而帮助患者建立良好的生活、睡眠习惯，营造舒适的睡眠环境。目前尚没有足够的证据证明单独运用睡眠卫生教育疗法有确切的疗效，睡眠卫生教育疗法需要与其他心理行为治疗方法同时进行。但是该疗法已被推荐作为所有成年失眠患者最初的干预措施，成为联合其他疗法的基础。

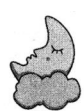

睡眠卫生教育的目的是向患者提供有关干扰或促进睡眠的生活方式、环境因素等信息，以使患者避免不利于睡眠的因素，改善患者的睡眠。指导原则如下：

- 就寝前的几个小时内，避免使用兴奋剂（如喝咖啡、茶、抽烟等）。
- 在就寝时间，避免饮酒，因为这会导致睡眠片段化。
- 定期运动（推荐在傍晚运动）。
- 就寝前至少有 1 小时的放松时间。
- 保持卧室安静、黑暗和舒适。
- 保持规律的睡眠时间表。

（6）音乐疗法：轻柔舒缓的音乐可以使患者交感神经兴奋降低，焦虑情绪和应激反应得到缓解，也可将患者的注意力从难以入眠的压力中分散出来，这可以促使

患者处于放松状态从而改善睡眠。选择用于治疗的音乐时，需要考虑到不同人群的特点，包括患者的年龄、音乐偏好、音乐素养、文化背景等因素。该疗法适用于因过度紧张、焦虑而难以入眠者。

（7）催眠疗法：催眠疗法可以增加患者放松的深度，并通过放松和想象的方法，减少与焦虑的先占观念有关的过度担忧以及交感神经兴奋。催眠过程包括通过专注于躯体的想象以减少生理觉醒、想象愉悦的场景从而引起精神放松、想象中性物体来分散注意力等。经过专业人士训练的患者可以独立实施该疗法。

药物治疗

治疗失眠的常用药物主要包括：镇静催眠药（苯二氮䓬类药物、非苯二氮䓬类药物、褪黑素受体激动剂）、镇静类抗抑郁药和抗精神病药。其中苯二氮䓬类药物主要包括艾司唑仑、地西泮、替马西泮、三唑仑、氟西泮、夸西泮、氯硝西泮、劳拉西泮；非苯二氮䓬类药物主要包括佐匹克隆、右佐匹克隆、唑吡坦、扎来普隆；褪黑素受体激动剂主要有雷美替胺、褪黑素；镇静类抗抑郁药主要包括曲唑酮、米氮平、氟伏沙明、多塞平、阿米替林；抗精神病药主要有喹硫平、奥氮平等。**注意：患者须在专科医生的指导下用药。**

1. 苯二氮䓬类药物

（1）艾司唑仑：中效苯二氮䓬类药物，半衰期为

10~24小时，可延长总睡眠时间，减少夜间觉醒次数，从而改善睡眠质量。主要适用于入睡困难和睡眠维持困难的患者。推荐剂量：小于65岁成年患者，睡前口服1~2 mg；大于65岁患者，睡前口服0.5 mg。用药期间不宜饮酒。

（2）替马西泮：中效苯二氮䓬类药物，半衰期为8~10小时，可以减少夜间睡眠觉醒次数和觉醒时间。适用于入睡困难和睡眠维持困难的患者。推荐剂量：小于65岁成年患者，睡前口服7.5~30 mg；大于65岁患者，睡前口服7.5~15 mg。常见不良反应有镇静、疲乏、眩晕，长期服用该药时，停药后会出现失眠等停药反应。

（3）三唑仑：短效苯二氮䓬类药物，半衰期为2.5小时，可减少夜间觉醒时间及觉醒次数，改善睡眠质量，适用于入睡困难的患者。推荐剂量：小于65岁成人患者，睡前口服0.125~0.5 mg；老年人，睡前口服0.25 mg。癫痫患者突然停药可出现癫痫的持续状态；严重的抑郁患者，停药后可使病情加重，甚至产生自杀倾向，同时与焦虑反跳和失眠反跳有关。由于三唑仑的严重成瘾性，已被列入第一类精神药品管理，因此不宜作为镇静催眠药物使用。

（4）氟西泮：长效苯二氮䓬类药物，半衰期为40~100小时，可减少夜间觉醒时间和次数。主要适用于睡眠维持困难的患者。推荐剂量：小于65岁成年患者，睡前口服15~30 mg；大于65岁老年患者和体弱者，睡前口服15 mg。长期使用后停药，可能发生停药反应，表现为

激动或忧郁。由于其半衰期过长而很少使用。对其他苯二氮䓬类药物过敏者，可能也对该药过敏，故禁用该药。

（5）夸西泮：长效苯二氮䓬类药物，半衰期30～100小时，可缩短睡眠潜伏期，延长非快速眼动睡眠1期和2期，缩短非快速眼动睡眠3期和快速眼动睡眠，减少夜间觉醒次数和缩短觉醒时间，延长有效睡眠时间。主要用于入睡困难、睡眠维持困难和早醒的患者。推荐初始剂量：睡前口服7.5 mg，若无效可加量至15 mg，年老体弱者剂量减半。常见不良反应有困倦、头晕、疲乏、口干、消化不良。突然停药会引起戒断症状，应避免突然停药。

（6）氯硝西泮：为强效、中效苯二氮䓬类药物，半衰期24～48小时。可减少夜间觉醒时间和次数。主要适用于睡眠维持困难的患者。常用剂量：睡前口服0.25～0.5 mg。需要注意的不良反应有行动不灵活、步态不稳、嗜睡，初始不良反应严重，连续使用后会减轻或消失。

（7）劳拉西泮：中效苯二氮䓬类药物，半衰期10～20小时。可减少夜间觉醒时间和次数。主要适用于睡眠维持困难的患者。推荐剂量：小于65岁成年患者，睡前口服0.5～2 mg；大于65岁患者，睡前口服0.5～1 mg。最常见的不良反应依次为镇静、眩晕、乏力和步态不稳，镇静和步态不稳的发生率随着年龄的增长而增加。

2. 非苯二氮䓬类药物

（1）佐匹克隆：短效非苯二氮䓬类药物，半衰期约5小时，可以改善睡眠的连续性、缩短睡眠的潜伏期，而不抑制慢波睡眠和快速眼动睡眠,可以减少睡眠觉醒时间和次数。主要适用于睡眠维持困难的患者,建议尽可能缩短疗程,包括减药期在内不应超过4周。推荐剂量:65岁以下成年患者,睡前口服7.5 mg;65岁以上患者及肝、肾或呼吸功能损害的患者,睡前口服3.75 mg为宜。不良反应与剂量及患者的敏感性有关,最常见的不良反应为口感苦涩,尤其是在服药后1小时,临睡前服用可减轻此不良反应。与其他镇静催眠药相比,后遗效应较少,长期使用突然停药可引起戒断综合征。

(2) 右佐匹克隆:佐匹克隆的右旋异构体(S-异构体),中效非苯二氮䓬类药物,半衰期为6～9小时。右佐匹克隆可以改善睡眠连续性,而不抑制慢波睡眠和快速眼动睡眠,延长总睡眠时间,减少夜间觉醒次数,对日间功能影响较小。主要适用于入睡困难、睡眠维持困难和(或)早醒的患者。推荐剂量:小于65岁成年患者,睡前口服2～3 mg,大于65岁患者、严重肝功能损伤的患者,睡前口服1～2 mg。与剂量相关的不良反应包括口干、眩晕、幻觉、感染、皮疹等,其中味觉异常的剂量相关性最为明显。随着使用时间的延长,很少有或无耐受性、依赖性或突然停药引起的戒断症状的发生。

(3) 唑吡坦:短效非苯二氮䓬类药物,半衰期为2.5小时。唑吡坦可增加总睡眠时间,仅增加非快速眼动睡眠2期,相对不影响非快速眼动睡眠3期,很少影响快速眼动睡眠期,可缩短入睡潜伏期,增加睡眠连续性。不产生耐药,很少引起失眠反弹,没有停药反应、耐受

性和药物依赖。主要适用于入睡困难的患者。推荐剂量：小于 65 岁成年患者，睡前口服 5～10 mg；大于 65 岁患者、肝功能损伤的患者，睡前口服 2.5～5 mg。该药的治疗时间应尽可能短，包括减量期最长不应超过 4 周，用药期间应禁止摄入酒精饮料。曾有服用唑吡坦引起睡眠相关进食障碍和睡行症的报道。

（4）扎来普隆：短效非苯二氮䓬类药物，半衰期为 1 小时。扎来普隆可延长睡眠时间，减少夜间觉醒时间和次数。主要适用于入睡困难患者的短期治疗，建议除非能保证 4 小时以上的睡眠时间，否则不要服用。推荐剂量：小于 65 岁成年患者，睡前口服 5～20 mg；大于 65 岁患者，睡前口服 5～10 mg；糖尿病患者和轻、中度肝功能不全的患者，睡前口服 5 mg。服药期间禁止饮酒。常见不良反应有镇静、眩晕、与剂量相关的记忆障碍等，使用该药偶见一过性白细胞升高，偶见一过性转氨酶升高。

3. 褪黑素受体激动剂

（1）雷美替胺：褪黑素受体 MT_1/MT_2 激动剂，已被美国食品药品监督管理局（FDA）批准用于失眠的药物治疗。雷美替胺可缩短睡眠潜伏期，仅在第 1 周增加总睡眠时间，而继续使用不会对总睡眠时间有进一步改善。雷美替胺对于睡眠结构没有显示出有临床意义的改善，对非快速眼动睡眠 1 期和快速眼动睡眠期无影响，可增加非快速眼动睡眠 2 期，缩短非快速眼动睡眠 3 期。用于治疗以入睡困难为主诉的失眠及昼夜节律失调导致的失眠，可能适用于有物质使用障碍史的患者，尤其是适用于同时主诉入睡困难的患者。推荐剂量：睡前 8 mg，雷美替胺经肝代谢，肝功能障碍患者应禁用，因抗抑郁药氟伏沙明可明显增加血中雷美替胺的水平，因此使用氟伏沙明的患者禁用雷美替胺。该药无次日残留药理效应和停药时的失眠反弹及戒断反应。该药目前在国内未上市，还处于临床试验阶段。

（2）褪黑素：夜晚褪黑素的分泌与睡眠密切相关，褪黑素作用于下丘脑的视交叉上核。激活褪黑素受体，从而调节睡眠-觉醒周期。褪黑素可在一定程度上缩短睡眠潜伏期、增加总睡眠时间、改善睡眠质量，但这些改善不会随着褪黑素的继续使用而消退。褪黑素也可用于睡眠节律失调的失眠患者，可以改善时差变化引起的失眠以及睡眠时相延迟和昼夜节律失调引起的失眠，但不作为常规用药。因褪黑素目前尚未在中国获批上市，一般仅作为保健品添加剂使用，故目前不推荐使用。

4. 镇静类抗抑郁药

（1）曲唑酮：是一种具有抗胆碱能活性的、镇静作用的抗抑郁药，属于 5-羟色胺（5-HT）受体拮抗药和 5-HT 再摄取抑制剂（SSRIs），半衰期为 6~8 小时，其抗胆碱能副作用弱于三环类抗抑郁药，对于合并抑郁、重度睡眠呼吸暂停、有药物依赖史的患者而言，使用曲唑酮作为镇静催眠药物是一种合理的选择。用于治疗失眠的有效剂量低于其抗抑郁的有效剂量，临床常用于原发性和继发性失眠，低剂量的曲唑酮可有效阻断 5-HT_{2A}、

α₁和组胺 H₁受体，达不到对 5-HT$_{2C}$受体的有效阻断作用，通过拟 5-羟色胺能作用而增加 γ-氨基丁酸能作用，对正常人能增加非快速眼动睡眠 3 期，并且当与 SSRIs 合用时能阻断 SSRIs 对慢波睡眠的干扰，减少非快速眼动睡眠 1 期、2 期，对快速眼动睡眠影响较小。曲唑酮改善睡眠的效果优于艾司唑仑，尤适用于焦虑/抑郁伴发失眠的患者，且无成瘾性。用作镇静催眠药时常使用的剂量较低，推荐剂量：睡前口服 25~100mg。常见不良反应有晨起困倦、头晕、疲乏、视物模糊、口干、便秘等，少见体位性低血压、阴茎异常勃起，多数不良反应在服药后立即出现，随着时间的推移会逐渐减轻或消失，长期使用偶见窦性心动过缓。

（2）米氮平：属于去甲肾上腺素（NA）和特异性5-HT 能抗抑郁剂。半衰期为 20~30 小时，米氮平通过阻断 5-HT$_{2A}$受体、组胺 H₁受体而改善睡眠，可以增加睡眠的连续性和慢波睡眠，缩短入睡潜伏期，增加总睡眠时间和改善睡眠效率，尤其是对于伴有失眠的抑郁症患者，可以改善睡眠客观参数。低剂量的米氮平比高剂量的米氮平的镇静作用更明显，因而常用低剂量的米氮平作为催眠药物。推荐剂量：睡前 7.5~30 mg，此剂量可以作为失眠伴有焦虑/抑郁障碍患者的首选治疗，米氮平有食欲增加和体重增加副作用，其他不良反应有瞌睡、口干、便秘、头晕眼花、噩梦和意识模糊等，无成瘾性。

（3）氟伏沙明：为具有镇静作用的 SSRIs，半衰期为 17~22 小时，对 α-肾上腺素受体、β-肾上腺素受体、

组胺 H_1 受体、M-胆碱受体、多巴胺受体或 5-HT 受体几乎不具亲和性。氟伏沙明可以缩短快速眼动睡眠时间，同时不增加觉醒次数，延长抑郁患者的快速眼动睡眠潜伏期，改善抑郁和焦虑患者的睡眠。与其他 SSRIs 相比，氟伏沙明可以通过延缓体内褪黑素代谢，升高内源性褪黑素的浓度来改善睡眠，带来更好的睡眠结构和醒后行为的改善。推荐剂量：50～100 mg，晚上服用。氟伏沙明最常见的不良反应是胃肠道症状。阿普唑仑、米达唑仑、三唑仑和地西泮与氟伏沙明联用时在人体内的清除减少，需要减少剂量；而氟伏沙明不影响劳拉西泮、奥沙西泮、替马西泮的代谢。

（4）多塞平：又名多虑平，可选择性地、较强地阻断组胺 H_1 受体，可降低觉醒，这就使得多塞平仅通过低剂量就可以发挥镇静催眠作用。多塞平可延长非快速眼动睡眠 2 期，对于非快速眼动睡眠 1 期、3 期及快速眼动睡眠无显著影响，可以显著延长总睡眠时间，对失眠患者睡眠客观指标和主观感受都有显著改善，且无宿醉效应、耐受性、撤药反应、抗胆碱能副反应、记忆减退及体重增加等不良反应。小剂量多塞平对于睡眠潜伏期、睡眠维持、睡眠质量及白天工作能力均有显著改善。主要适用于睡眠维持困难和短期睡眠紊乱的患者。推荐剂量：睡前口服 3～6 mg，该剂量范围几乎不会引起临床不良反应。

5. 食欲肽受体拮抗剂

食欲肽（Suvorexant）是一种小分子多肽，是由下丘脑外侧区合成并分泌、具有调节人体食欲、帮助人保持清醒的神经肽类激素。食欲肽是一种高选择性食欲肽受体拮抗剂，2014年获得FDA批准用于治疗失眠，也是该类药物中第一个获得FDA批准用于失眠治疗的药物。食欲肽通过阻断食欲肽受体来促进睡眠，可以缩短入睡潜伏期，减少入睡后觉醒时间，增加总睡眠时间。半衰期9~13小时。FDA推荐剂量为10~20 mg，用于入睡困难和睡眠维持困难的患者，但并未批准每晚30~40 mg用于失眠的治疗，因为该剂量范围会引起约10%的患者出现次日残留的镇静作用。失眠患者连续使用食欲肽治疗1年后，发现该药具有良好的安全性和耐受性，对于睡眠起始和维持的主观感受具有明显改善。该药的主要不良反应为次日残留镇静作用（约5%的患者可能出现）。

专家提醒

- 巴比妥、水合氯醛等虽已被FDA批准用于失眠的治疗，但临床上并不推荐应用。
- 非处方药如抗组胺药常被失眠患者用于失眠的自我处理，临床上并不推荐使用。
- 苯二氮䓬类药物常见的不良反应包括：次日的残留镇静作用、头晕、口干、食欲缺乏、便秘、谵妄、共济失调、顺行性遗忘、过度兴奋、长期使用引起的依赖性和耐受性，因此应该使用最低有效剂量，以便最大限度地减少各种不良反应。

● **温馨提示**：药物治疗只是治疗失眠的一种方法，而且需要在专科医生指导下用药，并不是所有人都能够从药物中得到帮助。治疗失眠最主要的还是减轻心理负担，尽量让自己处在一个比较轻松的生活、工作和学习状态下，并且经常锻炼身体，多爬爬山、散散步。

二、睡眠呼吸暂停综合征的治疗

内科治疗

虽然睡眠呼吸暂停综合征的主要治疗方式为可以采取扩张气道等生理性措施（如正压通气、口腔矫形器等），但是一些其他的内科干预措施也同样可以起到重要作用。

1. 一般治疗

对许多能引起上气道阻塞的原发疾病进行治疗，同时还应戒烟、戒酒、避免服用安眠药，以减少危险因素。改变仰卧位睡眠为侧卧位睡眠。简单做法是在患者腰背部固定一适当大小的硬球，仰卧位睡眠时因腰背置球部位不适而转为侧卧睡眠。

2. 减肥

在大多数体重指数（BMI）高于正常值的患者中，肥胖对阻塞性睡眠呼吸暂停的发生起着相当重要的作用，尤其是颈部肥胖和咽部脂肪过度沉积者。减肥可减少咽部脂肪沉积，增加咽部的横截面积，降低咽部萎缩指数，使阻塞性睡眠呼吸暂停得以改善。减肥还能显著降低呼吸暂停和低通气的发生,提高患者的功能残气量,提高血氧饱和度,减少睡眠的中断,以改善甚至完全逆转过度肥胖患者的阻塞性睡眠呼吸暂停。

3. 吸氧

对合并低氧血症的睡眠呼吸暂停综合征患者而言,吸氧在一定程度上可改善患者缺氧状态,但由于吸氧会延长呼吸暂停时间,需谨慎使用。

4. 体位

睡眠时采取侧卧位或头及躯干抬高至水平面30°~60°位置均有利于缓解睡眠呼吸暂停综合征。

5. 药物

(1)三环类抗抑郁药:部分三环类抗抑郁药,如普罗替林,可通过缩短快速眼动睡眠时间和增加舌下及喉返神经冲动,来增加上气道扩张肌张力,从而缓解睡眠呼吸暂停综合征。但由于其副作用较大,包括口干、便秘、排尿困难、共济失调等,因而大大限制了其使用。

(2)促醒药:睡眠呼吸暂停综合征相关嗜睡不是完全可逆的,服用促醒药可提高患者日间觉醒度及记忆力。虽然莫达非尼已获得美国FDA认可,但已被列入我国第一类精神药品管理,因此不宜作为常规使用。

(3)5-羟色胺再摄取抑制剂:5-羟色胺再摄取抑制剂能调节上气道扩张肌及膈肌活动性,可能会在治疗睡眠呼吸暂停综合征的众多药物中占一席之地,但其作用仍在研究过程中,目前尚未用于临床治疗睡眠呼吸暂停综合征。

正压通气

持续气道正压通气治疗是治疗中、重度睡眠呼吸暂停综合征患者的最佳方法，主要通过提高口咽部气道压、逆转咽气道跨壁压力梯度，从而阻止咽部气道塌陷。持续气道正压通气治疗已被证实可以有效去除阻塞性及混合性呼吸暂停，改善部分中枢性睡眠呼吸暂停，甚至对心力衰竭相关的中枢性睡眠呼吸暂停也有一定疗效。

持续气道正压通气治疗的副作用通常与压力、气流及鼻罩相关，可直接影响持续气道正压通气治疗的有效性及依从性。持续气道正压通气治疗的严重并发症，如肺气压伤、颅内积气、鼓膜破裂等，非常罕见；其他诸如鼻充血、吞气症等副作用，大多较轻，不会带来严重的临床后果。

持续气道正压通气治疗可以迅速、有效地缓解睡眠呼吸暂停综合征，是中、重度睡眠呼吸暂停综合征患者的首选治疗方式，主要包括以下三种类型：

- 经鼻持续气道正压通气是目前临床上最常用的治疗方法。对治疗中、重度阻塞性睡眠呼吸暂停有效，可用于不适合手术和经手术治疗、减肥等治疗效果不佳的患者，其原理是使用一个空气泵，将空气过滤、湿化后，经鼻面罩与患者相连，输入正压空气。由于一定的正压空气进入呼吸道，可使患者功能残气量增加，减少上气道阻力，增加上气道张力。通过其"空气支架"的作用来阻止睡眠时上气道塌陷，使患者保持上气道开放。选择合适的压力可完全消除睡眠中的呼吸暂停，使血氧饱和度上升、睡眠结构改善，从而提高生活质量。由于持续正压通气呼吸机体积小、携带方便，适合长期家庭治疗，甚至可用于出差和旅游。

- 双向气道正压通气机是在经鼻正压通气的基础上发展起来的一种小型、可携带、使用便捷的人工呼吸机，吸气、呼气正压可分别调节，同步性能好，患者较易接受，可用于控制通气，但价格较经鼻正压通气呼吸机昂贵。

- 自定调压智能化呼吸机的治疗是根据患者睡眠时的气道阻塞所致的血氧饱和度降低程度的不同，呼吸机送气压力自行随时调节。患者耐受性好，但价格昂贵。

持续气道正压通气治疗的副作用见表7-1。

表7-1 持续气道正压通气治疗的副作用

类型	副作用
鼻	鼻溢液、鼻充血、鼻出血
鼻罩	皮疹、皮肤破损、漏气所致结膜炎
气流	胸腔不适、吞气症、呼气困难、气胸（非常罕见）等

外科治疗

引起睡眠呼吸暂停综合征患者睡眠期上气道塌陷的主要解剖狭窄部位为鼻、腭及舌根部。根据不同的狭窄部位，可以通过手术重建单个或多个狭窄层面，改善夜

间呼吸。其外科手术常见的手术方案主要包括:

• 悬雍垂腭咽成形术:是目前临床上常用的治疗方法。此法经口摘除扁桃体,切除部分扁桃体的前后弓、部分软腭和悬雍垂。上气道口咽型塌陷、咽腔黏膜肥厚致咽腔狭小、悬雍垂肥大、无心功能障碍和其他器质性疾病的患者,可用此法治疗。

• 下颌骨前移或舌骨悬吊术:少数阻塞性睡眠呼吸暂停患者有不同程度的下颌畸形。对阻塞部分在舌根、存在小颌和下颌后缩畸形、咽成形术失败者行此手术可取得明显的效果,但因手术复杂,不易被患者所接受。

• 气管切开造口术:对严重的阻塞性睡眠呼吸暂停低通气综合征(OSAHS)伴严重的低氧血症,导致昏迷、肺心病、心力衰竭或心律失常者,实行气管切开造口术,是防止上气道阻塞、解除窒息最有效的救命措施。

不同的术式可联合应用,以获得更好的临床治疗效果。

但值得注意的是,睡眠呼吸暂停综合征术后复发率较高,因此目前手术通常不作为首选治疗。

睡眠呼吸暂停综合征患者的手术指征、手术禁忌证和术后注意事项见表7-2、7-3和7-4。

表7-2 睡眠呼吸暂停综合征患者的手术指征

日间过度嗜睡
呼吸紊乱指数>20(或呼吸紊乱指数<20,但伴有严重日间嗜睡)
心律失常或高血压
食管测压<-10 cmH_2O
气道解剖结构异常
内科治疗失败

表 7-3　睡眠呼吸暂停综合征患者的手术禁忌证

病态肥胖
严重肺部疾病
严重心血管疾病
精神状态异常
酒精或精神活性物质滥用
高龄

表 7-4　睡眠呼吸暂停综合征外科治疗术后注意事项

- 术后患者应取侧卧位，在口边放置弯盘，手术当天用冰袋冷敷颈部，以减少出血及减轻疼痛，注意不要压迫到颈动脉。清醒后，要注意将口腔内的分泌物吐出，不要咽下，必要时随时清除口腔内的分泌物。患者家属及护士需密切观察患者的局部出血情况和有无异常的呼吸道症状，如果发现患者睡眠后有反复吞咽动作，说明伤口有出血，需要及时通知医生进行处理，防止意外

- 手术当天，患者禁止进食和水，给予静脉补液，第二天可以选用富含营养且易消化的饮食，如牛奶、蛋汤、肉汤、麦乳精、橘子汁等，但不要过烫，4～10 天给予半流质食物，小口多次进食，10 天后酌情进普通膳食（普食）

- 患者术后可根据医嘱每天用含漱液漱口 4～5 次，如硼砂溶液或 1% 过氧化氢溶液。餐后要清洁口腔，清除滞留的食物残渣，以保持口腔清洁。患者家属和护士要注意观察患者手术创面有无白膜生长，伤口剧痛时白膜较厚，则说明伤口感染，遵医嘱给药，并增加口腔护理次数

- 手术后一两天内，患者应减少说话、吞咽，避免用力咳嗽及其他剧烈活动。如果在恢复期常出现耳闷、阻塞感、听力下降，则可能是由于咽鼓管因手术刺激而肿胀阻塞，应及时告知医生。几天后，在医生和护士的指导下，患者可正常讲话，但声音不要过高。在进食时，宜少吃多餐，防止伤口机化、瘢痕挛缩。不要过度疲劳，禁止烟酒

专家提醒

- 对于合并有高血压、糖尿病、冠心病等重大躯体

疾病的睡眠呼吸暂停综合征患者，即使其严重程度较轻（呼吸暂停低通气指数<10），也建议立即开始针对睡眠呼吸暂停综合征进行治疗，其中以持续气道正压通气治疗为首选。

● 对于高血压患者血压难以控制者、糖尿病患者血糖难以控制者，建议筛查睡眠呼吸暂停综合征存在的可能性，并积极治疗。

三、发作性睡病的治疗

目前发作性睡病的总体治疗目标为：①通过心理行为疗法和药物治疗减少白天过度睡眠、控制猝倒发作、改善夜间睡眠；②调适心理行为，帮助患者尽可能恢复日常生活和社会功能；③尽可能减少发作性睡病伴随的症状或疾病；④减少和避免药物干预带来的不良反应。虽然心理行为干预缺少循证研究证据，但临床经验提示，心理行为干预与药物治疗同等重要。目前临床上通常采用以药物治疗为主、辅以精神心理治疗的综合治疗，以使患者可以进行正常的家庭生活和工作，但目前任何治疗都难以完全控制其症状。

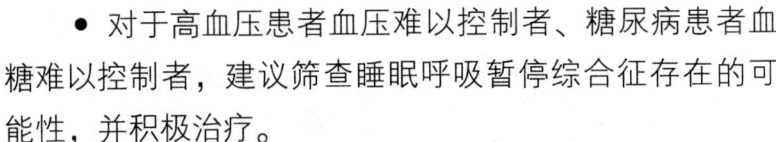

1. 日间规律性小睡

日间规律性小睡可以持续改善觉醒水平，并有助于减少兴奋性药物和抗抑郁剂的使用剂量。

2. 睡眠卫生

睡眠卫生措施可有效缓解日间嗜睡、增强药物对日间嗜睡的疗效以及减少伴随疾病。这些措施包括：①保持规律的睡眠-觉醒节律；②避免睡眠剥夺；③戒酒、戒烟；④避免不当使用镇静剂；⑤避免过度食用富含咖啡因的食物和饮料；⑥避免过度进食高糖类食物。

3. 社会支持

日间嗜睡是发作性睡病患者生活质量下降的主要原因，猝倒发作是限制患者发挥正常社会功能的重要因素。由于发作性睡病患者的发病年龄较小，病程贯穿求学和个性发展时期，临床症状对患者学习和生活的影响十分严重。本病还可导致患者就业困难、收入降低、失去升职机会等。发作性睡病的药物治疗具有引起直立性低血压、口干和勃起障碍等潜在风险，亦显著影响患者的生活质量。而通过社会支持，针对患者的学业、职业、生活等各方面给予更多的理解和帮助，允许患者根据日间小睡的时间来安排学习与工作任务，有助于患者回归正常的社会生活。另外，发作性睡病患者发生交通和工业事故的危险性增加，应尽量避免从事高危性和高警觉性的工作。

4. 心理支持

帮助患者认识发作性睡病的症状和症状出现后的应对措施，让患者了解不同药物疗效、不良反应以及预后，可减少患者由于过度担忧造成的额外心理负担，有助于增强患者信心，使其积极面对疾病。

综上所述，因为许多患者终身都可能面临着社会心理和工作相关的问题，因此，医务人员、患者家属以及患者本身都应充分了解疾病的性质，并做好终身带病生活的思想准备；患者应学会自我保护，注意发作前的预兆，预防外伤。患者可改变生活方式，注意睡眠卫生，严格遵守睡眠作息时间，避免倒班或夜班工作；白日加强体力活动，多关注其他事物分散注意力，从而改善白日过度嗜睡，同时也改善夜间睡眠。

药物治疗

根据《中国发作性睡病诊断与治疗指南》[2]的意见，发作性睡病的药物治疗主要包括3个方面：精神振奋剂治疗日间嗜睡，抗抑郁药改善猝倒症状，以及镇静催眠药治疗夜间睡眠障碍，下文将对这3个方面做简单介绍，但患者实际治疗及用药过程中，还应遵循医嘱。

1. 精神振奋剂治疗日间嗜睡

采用精神振奋剂来治疗日间嗜睡时，首选药物是莫达非尼，次选药物为哌甲酯，其他药物包括苯丙胺、马吲哚、司来吉兰、咖啡因等。

（1）莫达非尼（modafinil）：莫达非尼可以改善65%~90%的日间嗜睡症状[3]。莫达非尼于1980年首次在法国应用于治疗发作性睡病。于1998年获FDA批准，用于治疗发作性睡病、倒班工作和阻塞性睡眠的嗜睡症状。目前，中国正在进行莫达非尼片用于治疗发作性睡病及呼吸暂停导致白天过度睡眠的随机、双盲、阳性药/安慰剂平行对照多中心临床试验。其最大安全剂量是 600 mg/天。常见的不良反应有头痛（13%）、神经质（8%）、胃肠道反应（5%）、鼻炎样症状、血压升高、食欲降低、体重减轻等，缓慢增加剂量可减少不良反应。莫达非尼可能存在潜在的滥用性和心理依赖性。

（2）苯丙胺类精神振奋剂（拟交感神经类精神兴奋药）

• 哌甲酯（methylphenidate）：哌甲酯可以改善发作性睡病患者大部分的嗜睡症状[4]。常见的不良反应包括胃肠道反应、头痛、头晕、失眠、无力、高血压、体重减轻等，罕见的不良反应为精神疾病。青光眼、焦虑症、癫痫或抽动秽语综合征患者慎用。高血压、胸痛、心律失常、二尖瓣脱垂、心室肥厚、心绞痛和急性心肌梗死患者禁用。哌甲酯存在潜在的滥用性和较高的耐受性。

• 苯丙胺（amphetamine）：又称安非他明或安非他命。能高亲和性地结合并阻断多巴胺转运体和去甲肾上腺素的再摄取，提高突触前膜多巴胺和去甲肾上腺素水平；增强中枢-皮质-边缘系统 D1-D2 受体活性；增强蓝斑去甲肾上腺素能神经传递；超出治疗剂量时，对单胺氧化酶（monoamine oxidase，MAO）具有抑制作用。但其存在较高的滥用性和依赖性，故临床使用并不安全[3]。

（3）非苯丙胺类精神振奋剂

• 马吲哚（mazindol）：马吲哚主要通过大脑中隔区

拟交感神经作用，刺激饱腹中枢，使人产生饱食感，并抑制胃酸分泌。马吲哚最初用于治疗单纯性肥胖，于1975年首次用于治疗发作性睡病，使85%的患者日间嗜睡症状得到改善，并减少50%的猝倒发作。此后由于莫达非尼等新药的开发而淡出视野。常见不良反应包括口干、心悸、厌食、紧张和头痛等。

● 司来吉兰（selegiline）：司来吉兰是选择性、可逆性MAO-B强抑制剂，使用剂量为5~20 mg/天[5]。当大剂量服用此药时，患者需低酪胺饮食。司来吉兰在肝被代谢为苯丙胺和甲基苯丙胺。司来吉兰通常比苯丙胺类药物耐受性好，在临床具有缓解嗜睡和抗猝倒的效果。

● 咖啡因（caffeine）：咖啡因通过拮抗腺苷而促进觉醒和提高警觉性，因其不良反应轻微而广泛应用于日常生活。但咖啡因对发作性睡病白天过度嗜睡症状的疗效甚微，至今尚无咖啡因治疗发作性睡病的文献报道。

（4）顽固性日间嗜睡的治疗：15%~35%的患者对精神振奋剂单药治疗效果不佳。难治性嗜睡患者可在每天使用莫达非尼200~300 mg的基础上加用5~10 mg快速起效的哌甲酯，亦可在使用莫达非尼的基础上加用马吲哚。但联合用药必须在临床严密监测下使用，其安全性尚无临床研究证据。

2. 抗抑郁药改善猝倒症状

目前，临床常用的抗猝倒药物主要为抗抑郁药[6]。三环类抗抑郁药（如普罗替林、丙米嗪、氯米帕明）。选择性5-羟色胺再摄取抑制剂（如氟西汀）通常不具有很

强的唤醒作用，而选择性5-羟色胺与去甲肾上腺素再摄取抑制剂（如文拉法辛）和选择性去甲肾上腺素再摄取抑制剂则具有一定的唤醒作用。抗抑郁药亦能改善发作性睡病合并快速眼动睡眠期行为障碍、睡眠瘫痪和睡眠幻觉等症状。这些药物也可联合使用。抗抑郁药治疗猝倒起效迅速，但停药后可迅速出现猝倒症状反弹[7]。即便是长期服用缓释型抗抑郁剂，也可能在中断治疗的次日发生猝倒症状反弹，症状反弹甚至可持续数周。抗抑郁药在治疗猝倒时也可能出现药物耐受现象，此时增加剂量或更换药物可能会有所帮助。

3. 镇静催眠药治疗夜间睡眠障碍

目前临床上常用的治疗夜间睡眠障碍镇静催眠药主要包括：唑吡坦、佐匹克隆、右佐匹克隆以及短半衰期的苯二氮䓬类药物。此外，γ-羟丁酸钠也可用于治疗夜间睡眠障碍，且对发作性睡病的其他症状如睡眠瘫痪、入睡幻觉等也有疗效[8]，但其药理机制尚不清楚。

在实际临床运用上，目前常用的治疗方法虽然不能消除发作性睡病的发作，但是采取多种综合治疗方法可以最大限度地减小发作频率。

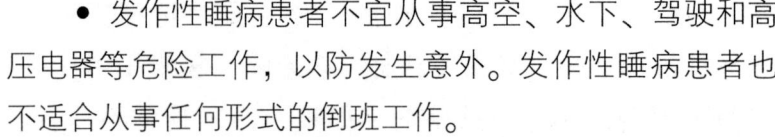

- 发作性睡病患者不宜从事高空、水下、驾驶和高压电器等危险工作，以防发生意外。发作性睡病患者也不适合从事任何形式的倒班工作。

• 发作性睡病的有效治疗需要规律而有结构的夜间睡眠以及白天定时小睡。患者应保证每天 8 小时或更多时间的夜间睡眠,根据医生的建议来规定自己的睡眠时间和觉醒时间。

四、睡眠运动障碍的治疗

不宁腿综合征和周期性肢体运动障碍的治疗

睡眠运动障碍包括不宁腿综合征和周期性肢体运动障碍,这两种疾病的治疗方法比较相似。具体治疗方法如下:

(1)针对可能的原因治疗:补充铁剂和维生素 C,改善下肢血液循环。对于疼痛患者,可以给予镇痛治疗。

(2)多巴胺与多巴胺激动药:睡前,给予患者低剂量多巴胺制剂(左旋多巴)或多巴胺激动药(如培高利特、卡麦角林、普拉克索和罗匹尼罗)可以改善症状,提高睡眠质量。此类药物已作为治疗不宁腿综合征和周期性肢体运动障碍的首选药物。

(3)苯二氮䓬类药物:包括氯硝西泮、硝西泮、劳拉西泮、替马西泮、阿普唑仑等。该类药物可提高睡眠质量,减少周期性肢体运动障碍的发生。由于不宁腿综合征患者对该类药物疗效的主观评价为只能轻微改善不宁腿症状,甚至没有任何改善,因此,该类药物主要是用来改善不宁腿综合征患者的睡眠障碍。

（4）抗惊厥药：加巴喷丁具有主观改善不宁腿症状的作用，且不良反应较少，仅有轻度白天嗜睡的副作用。对于症状较轻的不宁腿综合征患者或对多巴胺能药物有不良反应者，可选用加巴喷丁。加巴喷丁尤其适用于神经痛性不宁腿综合征患者。

（5）阿片类药物：包括羟考酮、可待因和美沙酮，可降低觉醒、提高睡眠效率，还可减轻周期性肢体运动障碍，但该类药物常常只用于重度患者，特别是对其他治疗方法无效的患者。

睡眠运动障碍的临床分类及治疗方法

睡眠运动障碍还包括一些临床分类，在这里简单介绍针对各类睡眠运动障碍的治疗方法，具体如下：

（1）睡眠惊动：有60%～70%的人会有过这种经历，是一种正常的现象。一般多在疲劳和情绪低落以及大量饮用咖啡后发生。多导睡眠监测不能发现异常。巴比妥类药物可以使发作减少。当睡眠惊动频繁发作而影响睡眠时，可以使用苯二氮䓬类药物治疗，一般不需特殊处理。

（2）夜间碰头症：是睡眠过程中一种反复发生的、有节律的不自主运动，表现为头颈部反复自枕上抬起、落下或甩动，有时伴有头向两侧有节律地摇晃或整个身体的晃动，也可以伴有躯体的翻滚活动或肢体的抬起、落下等。每次发作多持续数分钟，有时可持续数小时。

主要见于儿童。多在即将入睡或浅睡眠时发生，少有发生在非快速眼动睡眠 3 期，个别见于快速眼动睡眠期。

本病的病因未明，部分患儿有家族史。神经系统检查正常。本病可以引起白日的嗜睡。青春期后，本病可以自愈，持续不愈者常常伴有精神发育不全。一般发作较少者，不需特殊治疗，应防出现外伤。睡前服用抗抑郁药或苯二氮䓬类药物有效，部分患者可以使用多巴胺制剂。

（3）良性新生儿睡眠肌阵挛：又称睡眠性肌阵挛，表现为新生儿在安静睡眠时发生的肢体和躯干的抽动，通常连续发生四五次，每秒钟 1 次，抽动发生短暂，持续 30～40 毫秒，可以发生在身体各部位，但以上肢和下肢为主，可以表现为屈曲、伸直、外展和内收。一般在出生后 1 周发病，在数天或数月后自行消失。一般无需治疗。

（4）睡眠磨牙：是一种以睡眠中磨牙或咬牙为特征的刻板型运动障碍，一般多见于非快速眼动睡眠 2 期，通常在 10～20 岁发病。表现为睡眠中患者发出令人不愉快的磨牙声，每小时可以有 20～30 次发作，每次可以持续 20～30 秒。发作时，通常会影响他人的休息，还可造成牙齿磨损，也可引起牙齿和肌肉的感觉异常，面部疼痛或头痛。本病治疗困难，口腔局部处理、心理治疗以及药物治疗效果均不佳，有报道指出使用多巴胺制剂有一定效果。为防止牙齿磨损，患者在睡眠时可以使用牙托来保护牙齿。

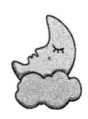

（5）睡眠遗尿：是一种睡眠中发生的、以复发性不自主排尿为基本特征的睡眠障碍。儿童睡眠遗尿的发生比例较高，但随着年龄的增长，患病率逐渐降低。如果在5岁以后，儿童仍在睡眠时在床上遗尿，而没有泌尿系统异常，且内科和精神科检查没有问题，则可以考虑为原发性遗尿障碍。已经连续3~6个月没有在床上遗尿的情况，而之后又继续发生睡眠遗尿的儿童，要考虑继发性遗尿。遗尿可以发生在任何一期的睡眠过程中。器质性疾病引起的遗尿一般应该首先治疗原发病，原发性遗尿可以采用三环类抗抑郁药进行治疗。

专家提醒

- 多巴胺能药物因有中枢兴奋作用而进一步加重失眠。因此，苯二氮䓬类药物作为替代药物用于辅助治疗。

- 阿片类药物处方仅限于无药物滥用史的患者。打鼾患者或有睡眠呼吸暂停综合征风险的患者应该慎用。

五、睡眠-觉醒节律障碍的治疗

睡眠-觉醒节律障碍常见的亚型有睡眠时相延迟综合征、睡眠时相提前综合征、非24小时睡眠-觉醒综合征、无昼夜节律的睡眠障碍、倒班相关的睡眠障碍以及时差综合征。

睡眠时相延迟综合征的治疗[9]

睡眠时相延迟综合征的治疗总目标是重新调整生物钟，达到理想的 24 小时昼夜周期。在治疗睡眠时相延迟综合征时，不论是行为引起的还是生理原因引起的，其治疗原则都是一样的。睡眠时相延迟综合征的治疗策略包括时间疗法、光线疗法（光疗）及褪黑素治疗。治疗的成功与否依赖于许多因素，包括睡眠时相延迟的严重程度、共存的心理障碍、患者对治疗的依从性及意愿、学校上课时间表、工作安排表及社交压力等[10]。

（1）时间疗法：是一种行为疗法，是通过逐步地延迟睡眠时间，大约是平均每两天把上床睡觉时间向后延迟约 3 小时，直到所希望的上床时间为止，然后维持此入睡时间不变。尽管时间疗法很有效，但在实践中的可行性有限，主要是因为其严格的实施过程和疗程时间长，限制了其在临床上的使用。绝大多数的患者需要免除工作或社交任务至少 1 周，并且必须严格按照睡眠-觉醒时间表安排睡眠和活动。另外，还需要小心控制光线的暴露。但是，对于年轻人或青少年而言，由于行为因素在青少年睡眠时相延迟过程中起很大作用，且青少年时间安排也相对自由，因此，在进行时间疗法的同时可结合强制性的作息时间调整，这是青少年患者临床治疗的重要组成部分，且往往能达到很好的临床疗效。

（2）光线疗法：清晨的强光暴露是对睡眠时相延迟综

合征有效且易被患者接受的治疗方法。对睡眠时相延迟综合征患者采取每天早晨亮光暴露2小时、晚上限制亮光的方法，连续治疗2周。在傍晚避免光线暴露可以提早晚上睡觉的时间，提高患者早晨的警觉水平。在临床实践中，光疗的时机、强度及持续时间仍需进一步确定，目前一般推荐采用广谱的亮光（强度范围在2 000～10 000勒克斯），暴露1～2小时。然而，和其他行为疗法一样，日间或慢性间断的光线暴露的疗效也是存在争议的。影响患者依从性的一个重要原因是患者不能按时在早上起床接受光线暴露。在实际运用中发现，对那些睡眠时相严重延迟的患者，1～2小时的光疗很难让患者提早醒来。目前还有待进一步研究。

（3）药物疗法：因为时间疗法及光线疗法的局限性，越来越多的研究集中在睡眠时相延迟综合征的药物治疗上。褪黑素，一种由松果体分泌的激素，具有昼夜节律调节效应并同时可作为弱催眠剂使用。目前褪黑素已成为市售食品添加剂，2007年欧洲药品管理局批准缓释褪黑素制剂单药用于短期治疗55岁以上原发性失眠，能缩短睡眠潜伏期、改善睡眠质量和生活质量，且不损害认知，无反跳，但临床应用仍无一致结论，美国FDA认为褪黑素可作为普通的膳食补充剂。到目前为止，我国卫生和计划生育委员会（原卫生部）先后批准了多种含有褪黑素的产品作为"改善睡眠"的保健食品，但目前褪黑素作为药物尚未在中国获批上市，还没有安全剂量标准，临床争议较大。患者在实际使用过程中，应咨询专业医生。但在临床运用中发现将早上的光线治疗配合傍晚使用褪黑素，提前睡眠时相的作用会更加显著。然而，由于每个研究的给药剂量和时间存在差异，且缺乏大样本的临床对照研究，目前尚未有褪黑素使用的临床指南。在临床上，褪黑素作为非处方药已被广泛用于改善睡眠，但是患者应该被告知相关潜在的不良反应。此外，由于褪黑素具有扩张外周血管、收缩脑血管及抗生殖腺的作用。因此，当儿童及孕妇使用时需要谨慎。

睡眠时相提前综合征的治疗

睡眠时相提前综合征的治疗方法包括时间疗法、傍晚光疗和采用镇静催眠药或褪黑素等药物治疗。

（1）时间疗法：试图提前患者的睡眠时间，通过严格遵守固定的作息时间，平均每两天将入睡时间提前3小时，连续进行，直到将睡眠时间调整到与自己理想的上床时间相一致，但有些患者病情会在好转后很快恢复至原来的状态。如前所述，由于需要对行为进行严格限制，时间疗法在实际应用过程中的临床疗效和可行性有限。

（2）傍晚光疗：是治疗睡眠时相提前综合征最常用的方法。已经被证实患者在傍晚时（晚上7:00~9:00）接受强光可延迟昼夜节律，且傍晚的光线暴露可改善睡眠效率，但是患者很难长期维持该治疗方法。傍晚的光照治疗必须同时避免早上的光线暴露,因为早上的光线暴露对昼夜的提前作用要高于傍晚的延迟作用。

(3)药物治疗:理论上,褪黑素能使昼夜节律时相延迟,可用于推迟睡眠时相提前综合征患者的入睡时间。根据褪黑素的时相反应曲线,要想使睡眠时相提前综合征患者的昼夜节律时相延迟,褪黑素应当在清晨时使用,但临床上的相关资料很少,使得应用于治疗本综合征的作用受到限制。其他药物,如催眠药物和兴奋剂,尚未被系统地研究。

非24小时睡眠-觉醒综合征的治疗

目前对于非24小时睡眠-觉醒综合征,治疗上主要通过给予褪黑素的方法来调整昼夜节律。但对于盲人患者,可采用非光照的昼夜节律同步化因子以达到治疗的目的,如规律睡眠、固定的社会活动和工作时间表、口服褪黑素等。经典的褪黑素疗法是在上床睡觉前的1小时左右给药。对于部分患者,每晚口服0.5 mg褪黑素即能够维持正常的睡眠时相。注意:患者须在专科医生的指导下服用药物。

无昼夜节律的睡眠障碍的治疗

无昼夜节律睡眠障碍患者的治疗目标是增强内源性昼夜节律的强度,并使其与外界环境的昼夜节律协调一

致。让患者暴露于外界同步化因子中，如亮光、有组织的社会和身体活动等，可以巩固和加强其睡眠-觉醒周期。对伴有痴呆的老年人，制订规律的活动计划、增加社交和亮光暴露，以使其在白天保持清醒，有助于巩固其睡眠-觉醒节律。45%的患者对联合应用光疗、时间疗法、维生素 B_{12} 和安眠药的治疗方案有一定效果。对精神运动障碍的患儿，晚上给予褪黑素可在一定程度上改善其睡眠-觉醒周期。

倒班工作相关的睡眠障碍的治疗

对倒班工作相关的睡眠障碍治疗的目的是重新调整昼夜节律，使之与睡眠-觉醒-工作的时间表更为协调，同时改善睡眠和工作的环境以提高睡眠质量。大多数的治疗策略主要是针对夜班工人。亮光暴露和褪黑素治疗可以提高他们昼夜节律的适应性，使睡眠习惯的昼夜节律与希望入睡的时间之间的调适更为容易，如在夜班工作的时候给予强度在 1 200～10 000 勒克斯的亮光暴露 3～6小时。持续暴露和间断暴露的亮光疗法都应该在夜班工作刚开始时就给予，到夜班工作结束前大约 2 小时即停止。除了具有引起时相偏移的特性外，亮光还有即刻提高警觉性的作用，可以改善夜班工作时间内的认知能力和操作能力。由于褪黑素具有潜在的导致昼夜节律时相偏移和轻度催眠的作用，也被用来改善工人对倒班工作调整的适应性。在工人下夜班后准备上床睡觉时，

给予褪黑素可以延长白天睡眠的时间,但褪黑素对提高警觉性的作用有限。尽管镇静催眠药可以改善睡眠质量和延长睡眠时间,但对于内源性昼夜节律时相与环境周期的协调同步不起作用,仅用镇静催眠药治疗倒班工作相关的睡眠障碍是不够的。兴奋类药物,如咖啡因以及最新上市的莫达非尼,作为短期治疗策略可以改善过度嗜睡的症状,对有特殊工作需要者可暂时使用[10]。总之,对倒班工作型睡眠障碍的治疗需要采取多种策略,包括协调昼夜节律时相与睡眠-工作时间、养成良好的睡眠卫生习惯、改善睡眠质量和提高警觉性,还有非常重要的一点是处理好外界对心理因素产生的影响,如倒班工作耐受性的个体间差异、患者倒班工作的动机、社会和家庭的支持、倒班时间安排、工作的类型、工作中安全隐患发生的风险等。因此,要想对倒班工作型睡眠障碍取得最大疗效,治疗的方案应当做到个体化,并采取多种策略。

时差综合征的治疗

若要减轻时差综合征的症状,主要就是恢复因时区变化而失去的睡眠,以及重新调整昼夜节律以适应新的时区。在跨时区旅行期间,保持良好的睡眠卫生习惯很重要。到了目的地后,按照当地的时间进餐、活动,在适当的时间进行亮光暴露对改善旅行后的睡眠障碍也有帮助。如果要达到加快昼夜节律重新调整以适应新时区

的治疗目的，可以采用给予亮光暴露、避免亮光暴露和（或）给予褪黑素等治疗方法。亮光暴露的时机取决于旅行的方向和所跨越时区的数量。例如，一个由西向东飞行的人，当他在出发地时间的早晨到达处于夜晚目的地时，理论上人应该十分清醒，此时应避免接受亮光暴露，尽快适应目的地的昼夜节律；但如果是在出发地时间的傍晚时到达处于白天的目的地，则应尽可能多地暴露于亮光。经历时差变化的旅行者，最主要的主诉就是失眠，如果仅通过行为治疗策略（如给予亮光暴露和培养良好的睡眠卫生习惯等）不足以缓解睡眠时差综合征的症状时，可以在飞行期间和到达目的地的头几天使用短效催眠药物治疗。

睡眠时差综合征和觉醒节律的协调有赖于内源性昼夜节律、内环境稳态调节过程与社会和环境因素的相互作用，尽管镇静催眠药可以改善睡眠质量和延长睡眠时间，但对于内源性昼夜节律时相与环境周期的协调同步不起作用，仅用镇静催眠药治疗睡眠-觉醒节律障碍相关的睡眠障碍是不够的。

专家提醒

● 褪黑素作为药物尚未在中国获批上市，临床争议较大，并不建议作为安眠药使用。FDA 也只是认为褪黑素可作为普通的膳食补充剂。目前，国内也只是将含有褪黑素的产品作为"改善睡眠"的保健食品使用。

- 服用褪黑素不能同时服用阿司匹林，最好也不要抽烟和大量饮酒。
- 以下人群应慎用褪黑素：未成年人、妊娠期妇女、心脑疾病患者、肝肾功能不全者和酒精过敏者。

六、异态睡眠及其他睡眠障碍的治疗

异态睡眠是指睡眠期间发生的令人不愉快或者让人讨厌的行为或经历。根据发生时所处的睡眠时期分为：非快速眼动睡眠期异态睡眠（觉醒异态睡眠）和快速眼动睡眠期异态睡眠（快速眼动睡眠期行为障碍）。

觉醒异态睡眠的治疗

觉醒异态睡眠主要包括夜惊症、睡行症，常发生在慢波睡眠期，主要发生在睡眠周期的前 1/3 阶段，常见于儿童期，并且随着年龄的增长而发作减少。

夜惊症的治疗主要包括注意睡眠卫生及室内睡眠环境，同时给予患者一定心理上的支持，心理治疗对年轻患者有效。在配合药物治疗的情况下，疗效明显，成人患者可能同时存在焦虑症，心理治疗也可能有所帮助。在药物治疗方面，氯硝西泮、地西泮、氟西泮和阿普唑仑常被用于治疗夜惊症，但对老年患者的疗效不佳。对于伴有非典型抑郁的老年患者，三环类抗抑郁药有一定的疗效[9]，但这种作用可能是基于该药的抗抑郁作用。

睡行症在治疗方面主要应尽量避免各种诱因，并注意生活规律，以促进正常的睡眠-觉醒节律。帮助患者在睡眠之前将注意力集中到轻松、愉快、舒适的意境中来，以尽可能减少睡行症的发生频率。在发作时，不要试图弄醒患者，尽可能引导患者上床睡眠或卧床即可。从多环节入手，做好安全防范措施，如从床上、房间内移走任何危险性的物品等。药物治疗通常用于睡行症发作十分频繁的患者。应当注意如果突然停止使用药物或者忘记服药，可能引起反跳性发作增加。地西泮和阿普唑仑常常被用于治疗睡行症，但对于老年患者收效甚微，三环类抗抑郁药中的阿米替林、丙米嗪等，可在睡前口服。此外，可以选择性地使用5-羟色胺再摄取抑制剂（盐酸氟西汀等）和盐酸曲唑酮等。心理行为治疗在年轻患者中的疗效已获肯定，若合并药物治疗则效果更佳，但对于老年患者疗效并不是十分明显。行为治疗方法包括自我催眠疗法和松弛练习等。

专家提醒

● 觉醒异态睡眠自然预后是随年龄的增长，发作逐渐减少，一般无需处理，主要是保证睡眠环境的安全。定时叫醒对减少发作有效。

快速眼动睡眠期行为障碍的治疗

快速眼动睡眠期行为障碍的发病年龄一般是50~70

岁，主要特点是生动的、惊人的梦境并伴随着与梦境相关的肢体行为，通常发生在睡眠开始90分钟后，以后半夜为主。

1. 非药物治疗

快速眼动睡眠期行为障碍非药物治疗的主要措施是行为干预，建立规律的作息，避免睡眠剥夺等诱发因素。同时，给患者提供一个舒适、安全的睡眠环境也是必要的。如果合并有其他睡眠障碍疾病（如阻塞性睡眠呼吸暂停等），则需同时治疗。药物引起的快速眼动睡眠期行为障碍，可尝试停药或换药。

2. 药物治疗

（1）氯硝西泮：苯二氮䓬类药物中只有氯硝西泮（氯硝安定）是有效的，然而其机制并不明确，常用剂量是每晚0.5~2 mg，应注意服药后的镇静作用及对认知功能的影响，严防跌倒。

（2）褪黑素：褪黑素治疗快速眼动睡眠期行为障碍也有效，常用剂量是每晚3~12 mg，并且与氯硝西泮相比副作用更少。但目前褪黑素作为药物尚未在中国获批上市，现在还没有安全剂量标准，临床争议较大。患者在实际使用过程中，应咨询专业医生的意见。

（3）拟多巴胺药：目前认为快速眼动睡眠期行为障碍与α突触蛋白疾病有关，临床治疗上多是经验性治疗，拟多巴胺药（比如普拉克索、左旋多巴）对治疗快速眼动睡眠期行为障碍可能是有效的。

专家提醒

- 快速眼动睡眠期行为障碍主要见于老年男性，可导致严重自伤。保证睡眠环境的安全是首要的治疗措施，并注意排除药物等继发因素。
- 氯硝安定和褪黑素是目前治疗快速眼动睡眠期行为障碍最有效的措施。
- 在应用药物治疗前，须咨询专科医生的意见合理用药。

参考文献

［1］张斌. 中国失眠障碍诊断和治疗指南. 北京：人民卫生出版社，2015.

［2］中华医学会神经病学分会，中华医学会神经病学分会睡眠障碍学组，解放军医学科学技术委员会神经内科专业委员会睡眠障碍学组. 中国发作性睡病诊断与治疗指南. 中华神经科杂志，2015，48（6）：445-452.

［3］Morgenthaler TI, Kapur VK, Brown T, et al. Practice parameters for the treatment of narcolepsy and other hypersomnias of central origin. Sleep，2007，30（12）：1705-1711.

［4］Billiard M, Bassetti C, Dauvilliers Y, et al. EFNS guidelines on management of narcolepsy. European Journal of Neurology, 2006, 13（10）：1035-1048.

［5］Mayer G, Meier KE, Hephata K. Selegeline Hydrochloride Treatment in Narcolepsy. a Double-Blind, Placebo-Controlled Study. Clinical Neuropharmacology, 1995, 18（4）：306-319.

［6］Mignot EJ. A practical guide to the therapy of narcolepsy and hypersomnia syndromes. Neurotherapeutics the journal of the American Society for Experimental Neurotherapeutics, 2012, 9（4）：739-752.

[7] Broderick M, Guilleminault C. Rebound cataplexy after withdrawal from antidepressants. Sleep medicine, 2009, 10 (4): 403-404.

[8] Group USXMS. Sodium oxybate demonstrates long-term efficacy for the treatment of cataplexy in patients with narcolepsy. Sleep medicine, 2004, 5 (2): 119-123.

[9] 慈书平, 张希龙, 杨宇, 等. 睡眠与睡眠疾病. 北京: 军事医学科学出版社, 2005.

[10] 韩芳. 昼夜节律性睡眠障碍. 生命科学, 2015 (11): 1448-1454.

(陈文浩　王　忠　唐向东)

第八章 睡眠质量的自我评估

节奏快,压力大,是当前中国社会经济发展在人们生活中的表现之一,伴随而来的睡眠健康问题也是很多人目前面临的一个困扰。尽管睡眠不足及紊乱的发生率越来越高,但大多数人并没有意识到睡眠问题的严重性。正是由于人们早期的忽视才造成严重的睡眠障碍,加大了临床治疗的难度。

那么如何判断自己的睡眠质量呢?本章给出了一些有关睡眠的自评量表,以帮助读者通过简单的方法快速地了解自己的睡眠质量。针对读者的不同需求,我们给出了3个主要的综合性评估量表,旨在让读者能够对自己的睡眠质量有一个综合考察。另外,我们加入了3个其他睡眠相关量表,主要涉及焦虑、嗜睡、疲劳等相关因素的评估。

一、综合性睡眠质量评估量表

匹兹堡睡眠质量指数

匹兹堡睡眠质量指数(Pittsburgh sleep quality index, PSQI)测量结果的有效性高且具有较高的可信度,与目

前睡眠质量筛查的黄金标准即多导睡眠监测结果有较高的相关性,是国外有关研究和精神科临床评定的常用量表,也是睡眠质量自评量表中运用最普遍的一种量表。

指导语:下面一些问题涉及您最近1个月的睡眠状况,请选择或填写最符合您近1个月实际情况的答案。

1. 近1个月,晚上上床睡觉的时间通常是_____点钟
2. 近1个月,每晚通常要_____分钟才能入睡
3. 近1个月,每天早上通常_____点钟起床
4. 近1个月,每夜实际睡眠_____小时(注意:不等于卧床时间)
5. 在下列问题中,选择1个最符合您的情况的答案。

近1个月,您是否因为以下问题影响睡眠而烦恼:

a. 入睡困难(不能在30分钟内入睡)
A. 无　　B. <1次/周　　C. 1~2次/周　　D. ≥3次/周

b. 夜间易醒或早醒
A. 无　　B. <1次/周　　C. 1~2次/周　　D. ≥3次/周

c. 夜间起床上厕所
A. 无　　B. <1次/周　　C. 1~2次/周　　D. ≥3次/周

d. 出现呼吸不畅
A. 无　　B. <1次/周　　C. 1~2次/周　　D. ≥3次/周

e. 响亮的鼾声或咳嗽声
A. 无　　B. <1次/周　　C. 1~2次/周　　D. ≥3次/周

f. 感到太冷
A. 无　　B. <1次/周　　C. 1~2次/周　　D. ≥3次/周

g. 感到太热
A. 无　　B. <1次/周　　C. 1~2次/周　　D. ≥3次/周

h. 做噩梦
A. 无　　B. <1次/周　　C. 1~2次/周　　D. ≥3次/周

i. 感到疼痛
A. 无　　B. <1次/周　　C. 1~2次/周　　D. ≥3次/周

j. 其他影响睡眠的事情

续表

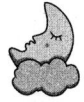

A. 无　　B. <1次/周　　C. 1~2次/周　　D. ≥3次/周

如有，请说明：_____

6. 近1个月，总的来说，您认为自己的睡眠质量

A. 很好　　B. 较好　　C. 较差　　D. 很差

7. 近1个月，您用药物催眠的情况

A. 无　　B. <1次/周　　C. 1~2次/周　　D. ≥3次/周

8. 近1个月，您常常感到困倦，难以保持清醒状态吗

A. 无　　B. <1次/周　　C. 1~2次/周　　D. ≥3次/周

9.. 近1个月，您做事情的精力不足吗

A. 没有　　B. 偶尔有　　C. 有时有　　D. 经常有

10. 近1个月有无下列情况（请询问同寝室睡眠者）

（1）高声打鼾

A. 无　　B. <1次/周　　C. 1~2次/周　　D. ≥3次/周

（2）睡眠中较长时间的呼吸暂停（呼吸憋气）现象

A. 无　　B. <1次/周　　C. 1~2次/周　　D. ≥3次/周

（3）睡眠中腿部抽动或痉挛

A. 无　　B . <1次/周　　C. 1~2次/周　　D. ≥3次/周

（4）睡眠中出现不能辨认方向或意识模糊的情况

A. 无　　B. <1次/周　　C. 1~2次/周　　D. ≥3次/周

（5）睡眠中存在其他影响睡眠的特殊情况

A. 无　　B . <1次/周　　C. 1~2次/周　　D. ≥ 3次/周

评分说明：

所有的条目可分为主观睡眠质量、入睡时间、睡眠时长、睡眠效率、睡眠障碍、催眠药物及日间功能7个维度。每个维度按0~3计分，累计各项得分即为PSQI总分，总分范围为0~21分，得分越高表示睡眠质量越差，各维度具体评分方法如下：

1. 睡眠质量

根据条目6的应答计分："很好"计0分,"较好"计1分,"较差"计2分,"很差"计3分。

2. 入睡时间

(1) 条目2的计分为:"≤15分"计0分,"16~30分"计1分,"31~60"计2分,"≥60分"计3分。

(2) 条目5a的计分为:"无"计0分,"<1次/周"计1分,"1~2次/周"计2分,"≥3次/周"计3分。

(3) 累加条目2和5a的计分,若累加分为"0"计0分,"1~2"计1分,"3~4"计2分,"5~6"计3分

3. 睡眠时长

根据条目4的应答计分,">7小时"计0分,"6~7"计1分,"5~6"计2分,"<5小时"计3分。

4. 睡眠效率

(1) 床上时间 = 条目3(起床时间) – 条目1(上床时间)

(2) 睡眠效率 = 条目4(睡眠时间)/床上时间 × 100%

(3) 成分D计分位,睡眠效率> 85%计0分,75%~84%计1分,65%~74%计2分,< 65%计3分。

5. 睡眠障碍

根据条目5b至5j的计分,"无"计0分,"<1次/周"计1分,"1~2次/周"计2分,"≥3次/周"计3分。累加条目5b至5j的计分,累加分为"0",成分E计0分,"1~9"计1分,"10~18"计2分,"19~27"

计3分。

6. 催眠药物

根据条目7的应答计分,"无"计0分,"<1次/周"计1分,"1~2次/周"计2分,"≥3次/周"计3分。

7. 日间功能障碍

(1) 根据条目8的应答计分,"无"计0分,"<1次/周"计1分,"1~2次/周"计2分,"≥3次/周"计3分。

(2) 根据条目9的应答计分,"没有"计0分,"偶尔有"计1分,"有时有"计2分,"经常有"计3分。

(3) 累加条目8和9的得分,累加分为"0",成分G计0分,"1~2"计1分,"3~4"计2分,"5~6"计3分。

阿森斯失眠量表

该量表是由美国俄亥俄州立大学医学院于1985年设计的,制订者是俄亥俄州立大学医学院副院长DanSedmark教授,因其医学院位于阿森斯大学城,所以被称为阿森斯失眠量表(Athens insomnia scale, AIS)。AIS是根据国际疾病分类标准(ICD-10)中失眠障碍的诊断标准而设计。由于AIS自测结果准确和使用方便,因而在临床上被广泛使用,成为了国际医学界公认的评价失眠的标准量表。

指导语:AIS用于记录您对睡眠困难情况的自我评

估。请根据您过去 1 个月内在睡眠中体验到的困难（每星期至少发生 3 次），圈出下面符合您情况的选项。

1. 睡眠延迟（关灯后到入睡的时间）

   A. 没有问题　　　　B. 轻微延迟

   C. 显著延迟　　　　D. 严重延迟或基本没睡

2. 夜间苏醒

   A. 没有问题　　　　B. 轻微影响

   C. 显著影响　　　　D. 严重影响或基本没睡

3. 早醒

   A. 无早醒　　　　　B. 轻微提早

   C. 显著提早　　　　D. 严重提早或基本没睡

4. 总睡眠时间

   A. 足够　　　　　　B. 轻微不足

   C. 显著不足　　　　D. 严重不足或基本没睡

5. 总睡眠质量评价（不论睡眠时间长短）

   A. 满意　　　　　　B. 轻微不满

   C. 显著不满　　　　D. 严重不满或没有睡觉

6. 白天情绪

   A. 正常　　　　　　B. 轻微低落

   C. 显著低落　　　　D. 严重低落

7. 对白天功能的影响（身体与心理）

   A. 无影响　　　　　B. 轻微影响

   C. 显著影响　　　　D. 严重影响

8. 白天思睡

   A. 无思睡　　　　　B. 轻微思睡

C. 显著思睡　　　D. 严重思睡

评分说明：量表共 8 个条目，每个条目从无到严重（A～D）分为 0、1、2、3 四级评分。总分 0～3 分：无睡眠障碍；总分 4～5 分：可能有睡眠问题，需要寻求治疗；总分 6 分及以上：失眠，需要寻求治疗。该量表将 6 分作为划界值，可以准确区分失眠患者和健康对照，特异性为 90%。

失眠严重程度指数量表

失眠严重程度指数（insomnia severity index, ISI）量表也是一种用于筛查失眠的自评工具，以运用广泛、评估方法简便著称。

指导语：对于下列问题，请您圈出近期最符合您睡眠情况的数字。

1. 描述您最近（例如：最近 2 周）失眠问题的严重程度

	无	轻度	中度	重度	极重度
a. 入睡困难	0	1	2	3	4
b. 睡眠维持困难	0	1	2	3	4
c. 早醒	0	1	2	3	4

2. 您对当前睡眠模式的满意度

很满意	满意	一般	不满意	很不满意
0	1	2	3	4

3. 您认为您的睡眠问题在多大程度上干扰了您的日

间功能（如：日间疲劳、处理工作和日常事务的能力、注意力、记忆力、情绪等）？

没有干扰	轻微	有些	较多	严重干扰
0	1	2	3	4

4. 与其他人相比，您的失眠问题对您的生活质量有多大程度的影响或损害？

没有	一点	有些	较多	很多
0	1	2	3	4

5. 您对自己当前睡眠问题有多大程度的担忧/沮丧？

没有	一点	有些	较多	很多
0	1	2	3	4

评分说明：

所有7个条目评分相加（1a+1b+1c+2+3+4+5）等于总分。

总分范围是0~28分：

0~7分，无临床意义的失眠症；

8~14分，亚临床失眠症；

15~21分，临床失眠症（中度）；

22~28分，临床失眠症（重度）。

二、其他睡眠相关量表

通过睡眠自评量表可发现自己可能存在一定的睡眠问题，但同时还可能存在焦虑等睡眠以外的其他一些问

题以及由睡眠问题带来的白天嗜睡、疲劳等不良后果。因此，在下文我们将列举一些除综合性睡眠质量评估量表以外的自评量表，例如 Zung 氏焦虑自评量表、Epworth 嗜睡量表、疲劳严重度量表等，便于您更全面地观察自身目前所处的状态。如果存在任何问题，切勿自行服药，应及时到相关医院就诊，与临床医生沟通，以便于医生给您提供最佳的干预手段，帮助您尽早摆脱困境。

Zung 氏焦虑自评量表

焦虑自评量表分析系统是根据美国精神医学家 W. W. K. Zung 于 1971 年编制的"焦虑自评量表（self-rating anxiety scale，SAS）"改编而成。该系统集心理学、精神病学、多元统计学、人工智能、计算机网络技术于一体，准确、迅速地反映伴有焦虑倾向的受试者的主观感受。为临床心理咨询、诊断、治疗以及病理心理机制的研究提供科学依据。本测验应用范围颇广，适用于各种职业、文化阶层及年龄段的正常人或各类精神病患者。

指导语：请仔细阅读以下文字，根据您最近 2 个星期的实际情况，在每条叙述中选择最符合的选项，划"√"。

	无或很少	有时	大部分时间	绝大部分时间
1. 我觉得比平常容易紧张和着急				
2. 我无缘无故地感到害怕				

续表

	无或很少	有时	大部分时间	绝大部分时间
3. 我容易心里烦乱或感觉惊恐				
4. 我觉得我可能将要发疯				
5. 我觉得一切都很好*				
6. 我手脚发抖打战				
7. 我因为头痛、颈痛和背痛而苦恼				
8. 我感觉容易衰弱和疲乏				
9. 我觉得心平气和,并且容易安静坐着*				
10. 我觉得心跳得很快				
11. 我因为一阵阵头晕而苦恼				
12. 我有晕倒发作,或觉得要晕倒似的				
13. 呼气和吸气我都感到很容易*				
14. 我的手脚麻木和刺痛				
15. 我因为胃痛和消化不良而苦恼				
16. 我常常要小便				
17. 我的手脚常常是潮湿的				
18. 我脸红发热				
19. 我容易入睡且一夜睡得很好*				
20. 我做噩梦				
粗分				
标准分(粗分×1.25)				

*为反向评分题

评分说明:该量表共20个条目,每个条目按1~4

级评分，总分范围 20～80 分。正向计分题 A、B、C、D 按 1、2、3、4 分计；反向计分题按 4、3、2、1 计分；反向计分题号为 5、9、13、19。20 项总分之和为粗分，粗分×1.25＝标准分；标准分以 50 分为划界分，50～59 分为轻度焦虑，60～69 分为中度焦虑，70 分以上为重度焦虑。结果仅供临床参考。

抑郁自评量表

抑郁自评量表（self-rating depression scale，SDS）是由美国杜克大学医学院的 William W. K. Zung 于 1965 年编制的，是目前应用最广泛的抑郁自评量表之一，用于衡量抑郁状态的轻重程度及其在治疗中的变化。SDS 为短程自评量表和问卷，能有效地反映抑郁状态的有关症状及其严重程度和变化情况，评分不受年龄、性别、经济状况等因素的影响，并且操作方便，容易掌握，因而应用十分广泛，可用于心理咨询中判断来访者的抑郁程度，也可应用于综合医院以发现抑郁症患者。

指导语：下面有 20 条文字，请仔细阅读每一条，把意思弄明白。然后根据您最近 1 周的实际情况选择适当的选项，每一条文字后面有 4 个选项，表示：A，从无或偶尔；B，有时；C，经常；D，总是如此。

	A	B	C	D
1. 我感到情绪沮丧，郁闷	□	□	□	□
*2. 我感到早晨心情最好	□	□	□	□
3. 我要哭或想哭	□	□	□	□

续表

	A	B	C	D
4. 我夜间睡眠不好	□	□	□	□
*5. 我吃饭像平常一样多	□	□	□	□
*6. 我的性功能正常	□	□	□	□
7. 我感到体重减轻	□	□	□	□
8. 我为便秘烦恼	□	□	□	□
9. 我的心跳比平时快	□	□	□	□
10. 我无故感到疲乏	□	□	□	□
*11. 我的头脑像平常一样清楚	□	□	□	□
*12. 我做事情像平常一样不感到困难	□	□	□	□
13. 我坐卧难安,难以保持平静	□	□	□	□
*14. 我对未来感到有希望	□	□	□	□
15. 我比平时更容易激怒	□	□	□	□
*16. 我觉得决定什么事很容易	□	□	□	□
*17. 我感到自己是有用的和不可缺少的人	□	□	□	□
*18. 我的生活很有意思	□	□	□	□
19. 假如我死了,别人会过得更好	□	□	□	□
*20. 我仍旧喜欢自己平时喜欢的东西	□	□	□	□

＊为反向评分题

评分说明：SDS 是按症状出现的频度评定,分为 4 个等级：从无或偶尔、有时、经常、总是如此。若为正向评分题,依次评分为 1、2、3、4。反向评分题,则评分为 4、3、2、1。总分在 20～80 分之间。SDS 评定的抑郁严重度指数按下列公式计算：抑郁严重度指数=各条目累计分/80（80 为最高总分）。指数范围为 0.25～1.0,指数越高,抑郁程度越重。

Epworth 嗜睡量表

Epworth 嗜睡量表（Epworth sleeping scale，ESS）又

称 Epworth 日间多睡量表，由 Johns M. W. 编制，用来评定白天过度瞌睡的状态。此表的临床意义：可以通过 Epworth 嗜睡量表做出关于嗜睡的半客观的评定。如果患者有无法解释的瞌睡或疲劳，应该到医院睡眠专科或神经、呼吸、精神科去做进一步的检查，以明确诊断和治疗措施。变换工作和由于任何原因引起的总睡眠时间不足，也会影响这一评分。

指导语：在下列情况下，你打瞌睡（不仅仅是感到疲倦）的可能性如何？根据你最近几个月的一般生活情况进行选择。假如你最近没有做过其中的某些事情，请试着填写这些事情造成瞌睡的可能性。

情况	打瞌睡的可能			
	从不打瞌睡	轻度可能打瞌睡	中度可能打瞌睡	很可能打瞌睡
1. 坐着阅读书刊	□	□	□	□
2. 看电视	□	□	□	□
3. 在公共场所坐着不动（例如在剧场或开会）	□	□	□	□
4. 作为乘客在汽车中坐 1 小时，中间不休息	□	□	□	□
5. 在环境许可时，下午躺下休息	□	□	□	□
6. 坐下与人谈话	□	□	□	□
7. 午餐不喝酒，餐后安静地坐着	□	□	□	□
8. 遇堵车时停车数分钟	□	□	□	□

评分说明：0 = 从不打瞌睡；1 = 轻度可能打瞌睡；2 = 中度可能打瞌睡；3 = 很可能打瞌睡。总分为 24 分，>

6分提示瞌睡，>11分提示过度瞌睡，>16分提示有危险性的瞌睡。

疲劳严重度量表

1989年，美国学者Krupp等人研制了疲劳严重度量表（fatigue severity scale，FSS）。该表主要用于评估脑卒中患者的疲劳水平，也常用于多发性硬化、帕金森病、慢性疲劳综合征及脑外伤等多种疾病的评估。FSS是广为人知、应用最广泛的量表之一，由9个条目组成，7个分值点评价，自1分至7分为从"非常不同意"逐渐过渡为"非常同意"。

在过去1周，我发现	非常不同意			可能同意/不同意			非常同意
1. 当我感到疲劳时，我就什么事都不想做了	1	2	3	4	5	6	7
2. 锻炼让我感到疲劳	1	2	3	4	5	6	7
3. 我很容易疲劳	1	2	3	4	5	6	7
4. 疲劳影响我的体能	1	2	3	4	5	6	7
5. 疲劳带来频繁的不适	1	2	3	4	5	6	7
6. 疲劳使我不能保持体能	1	2	3	4	5	6	7
7. 疲劳影响我从事某些工作	1	2	3	4	5	6	7
8. 疲劳是最影响我活动能力的症状之一	1	2	3	4	5	6	7
9. 疲劳影响了我的工作、家庭，社会活动	1	2	3	4	5	6	7
总分							

评分说明： 总分为各条目分数相加之和，< 36 分提示可能并未感到疲劳，≥36 分时需要找医生进行进一步评估。

（王育梅　赛力克·塔巴拉克　阙建宇）